KNUDDELFIT –
Rückbildungsgymnastik mit Baby

Tina Schütze mit Uwe Cyriax und Dr. med. Kai Hertwig

KNUDDELFIT –
Rückbildungsgymnastik mit Baby

▶ Stärkt Rücken, Beine, Bauch und Po

▶ Fördert die kindliche Entwicklung

▶ Macht schnell wieder fit nach der Geburt

Mit Fotos von Thiemo Napierski, Berlin

Kösel

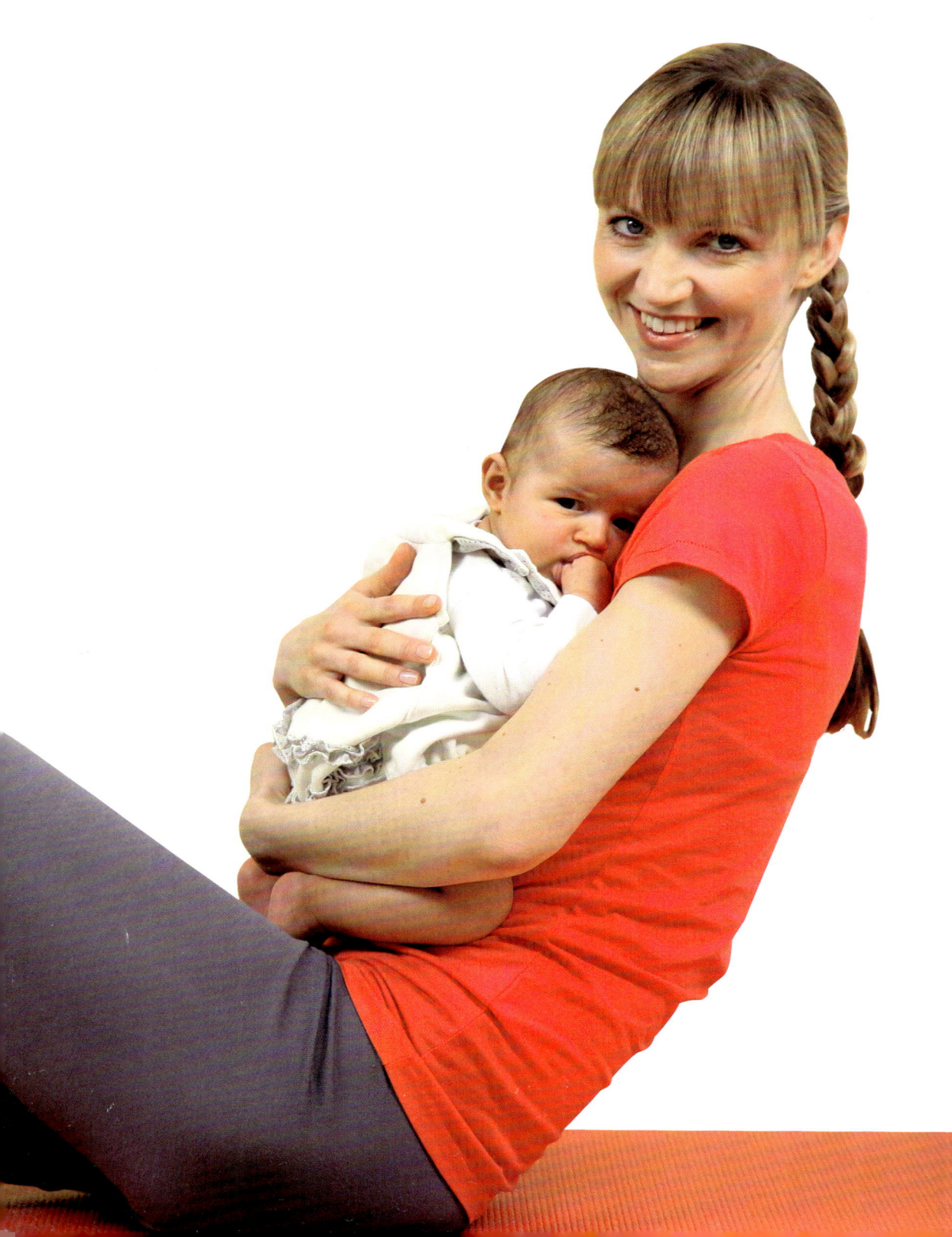

INHALT

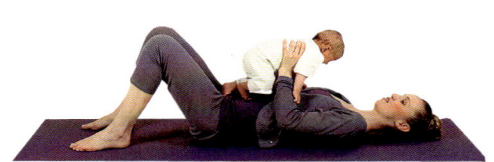

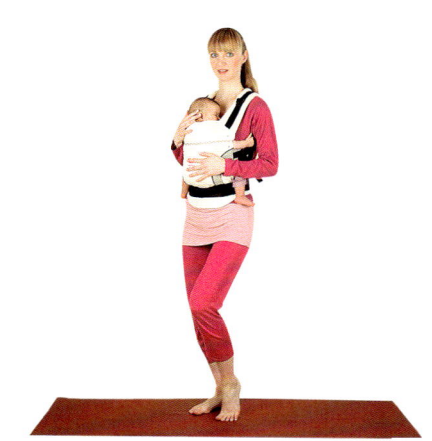

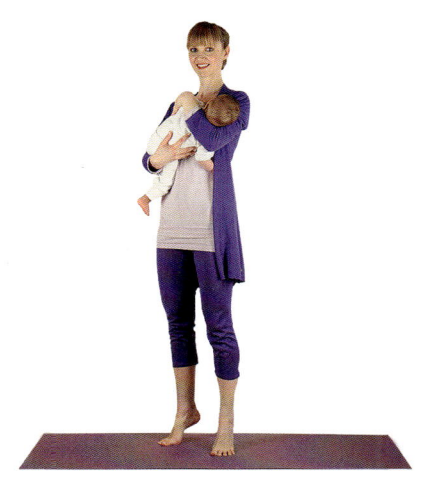

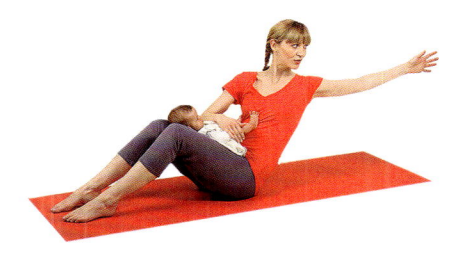

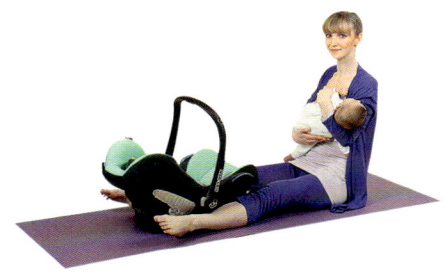

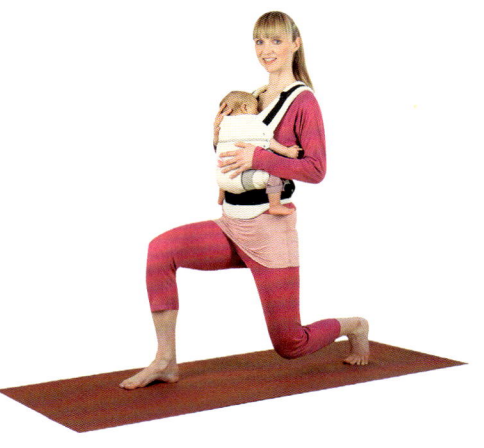

EINFÜHRUNG

HALLO BABY!

Endlich ist Ihr Baby da. Herzlichen Glückwunsch! Die langen Monate des Wartens sind vorbei. Was für ein wunderbares Gefühl, dieses kleine, unschuldige Wesen in den Armen zu halten. Es zu lieben und zu umsorgen. Wie es duftet! Wem es wohl ähnlich sieht? Was es später einmal werden wird? So viele Gedanken kreisen um das neue Familienmitglied. Mehr noch: Kaum ist das Baby auf der Welt, dreht sich scheinbar alles nur noch um den Winzling. »Kein Problem«, werden sich diejenigen unter Ihnen sagen, welche für die nächsten Monate in Elternzeit gehen. »Eine Pause vom Job wird mir guttun und ich habe viel Freizeit für mich und mein Baby.« Freizeit? Natürlich sind die Momente mit einem Neugeborenen etwas ganz Wunderbares, es aufwachsen zu sehen und es bei all den fantastischen Dingen, die es zu entdecken und erlernen gilt, zu begleiten. Aber mit Urlaub hat das in der Regel nicht viel zu tun. Tatsächlich wechseln Sie nur Ihren Arbeitgeber. Sie haben nun zwar den niedlichsten Chef, den Sie sich vorstellen können, aber auch der stellt allerhand Forderungen an Sie: Er will essen, schlafen, frische Windeln und am liebsten immerzu kuscheln, knuddeln und von Mama umsorgt sein. Wäsche waschen, Staub saugen, Post beantworten, sogar duschen und Zähne putzen – alles muss warten. Die Prioritäten werden von 50 Zentimetern Baby-Power neu verteilt. Mama fügt sich und stellt ihre Bedürfnisse hintenan. Wer denkt da schon an Sport …?

Nach der Entbindung werden auch zunehmend die Wattepolster entfernt, in die Sie Ihre Umwelt die vergangenen Monate gepackt hatte, und nach einer kurzen Schonfrist erwarten alle wieder 100 Prozent von Ihnen. Und dann kommt noch so ein schlaues Rückbildungsprogramm daher, und Sie müssen in null Komma nix zur Sportskanone werden. NEIN! Müssen Sie nicht! Aber Sie dürfen die Zeit mit Ihrem Baby auch ruhig einmal für sich nutzen. Dieses Rückbildungsprogramm wird Ihnen zeigen, wie Sie die Folgen von Schwangerschaft und Geburt kompensieren und auch zukünftig gesund, aktiv und leistungsfähig Alltag, Familie, Beruf und Freizeit managen können.

WAS IST KNUDDELFIT?

KnuddelFit ist ein kleines, feines und einzigartiges Rückbildungsprogramm, welches Ihnen hilft, nach der Geburt langsam wieder in Schwung zu kommen. Zusätzlich erfahren Sie, wie Sie Ihr Kind dabei integrieren und darüber hinaus in seiner Entwicklung fördern können.

Hinter KnuddelFit steckt ein dreiköpfiges Autorenteam. Ich selbst bin zweifache Mutter und lizenzierte Fitnesstrainerin. Nach der Geburt meines zweiten Kindes habe ich dieses Buch geschrieben und öffne für Sie gerne meine kleine Trickkiste, damit auch Sie wieder sportlich aktiv werden bzw.

es bleiben. Uwe Cyriax leitet Kurse zur frühkindlichen Förderung. Er ist vor allem für den Babybonus verantwortlich. Der Frauenarzt Dr. Kai Hertwig hat als Präventiv- und Ernährungsmediziner den Fitnesstest entwickelt, die Kapitel zum Beckenboden und zur Ernährung gestaltet und die medizinische Verantwortung für das Werk übernommen.

Wir begleiten Sie in den ersten spannenden Monaten mit Ihrem Baby und wollen Ihnen helfen, sanft wieder fit zu werden und gleichzeitig sinnvoll Zeit miteinander zu verbringen. Es geht in diesem Buch nicht darum, Muskelberge aufzubauen oder in kürzester Zeit Modelmaße zu erlangen. Vielmehr haben Sie die Chance, ein sportlich fundiertes und zudem alltagstaugliches, also mütterfreundliches Fitnessprogramm zu absolvieren. Sportbegeisterte Mütter können so auch in der Babypause weitertrainieren und bekommen Möglichkeiten aufgezeigt, wie sie ihr Kind in ihr bisheriges Fitnessprogramm einbinden können. Dabei fungiert das Baby nicht nur als süßes Zusatzgewicht, sondern wird sanft während der Übungen in seiner Entwicklung gefördert.

BABYBLUES & CO

Jede Frau ist anders. Jede Schwangerschaft und Geburt ist einzigartig. Aber eins haben wir Mütter gemeinsam: Weder physisch (Gewebe, Bänder, Muskulatur) noch psychisch geht diese Zeit spurlos an uns vorüber. Wahrscheinlich entdecken auch Sie Ih-

ren Körper gerade neu: der Bauch, die Brüste, die Haut. Wussten Sie vor Ihrer Schwangerschaft, was es mit dem Beckenboden auf sich hat? Und nicht zu vergessen, die neuen kleinen Pölsterchen – Relikte der vergangenen 40 Wochen, die noch immer von Plünderungen des Kühlschranks nachts um halb vier, der täglichen Schokoladenration und den kleinen, klebrigen Leckereien vom Bäcker berichten. Sie wollen Ihre Figur zurück? Keine Rückenschmerzen mehr? Weg mit den Verspannungen im Nacken? Super! Dieses Buch wird Ihnen helfen, ohne viel Aufwand oder zusätzliche Geräte wieder fit zu werden. Wann Sie wollen, wo Sie wollen. Verstehen Sie es als einzigartige Anregung auf dem Weg zu einem positiven Körpergefühl.

Achten Sie auf Ihr Körpergefühl und nicht ausschließlich auf die Anzeige der Waage. Vergessen Sie die retuschierten, scheinbar makellosen Titelblätter-Frauen und den Wettstreit der Promi-Mütter, innerhalb kürzester Zeit nach der Entbindung so schlank und schön wie eh und je zu sein. Was uns als Autorenteam wirklich am Herzen liegt, ist Ihr persönliches Wohlbefinden und vor allem die Freude an den gemeinsamen Momenten mit Ihrem Baby.

STIFTUNG MAMA-TEST

Um auch wirklich die optimale Auswahl an Übungen zu treffen, haben wir im Vorfeld mit zahlreichen frischgebackenen Müttern das potenzielle KnuddelFit-Programm getestet. Die Frauen waren nicht gerade zimperlich und haben unsere Auswahl streng benotet. So konnten wir die effektivsten, mütterfreundlichsten und babytauglichsten Übungen für Sie zusammenstellen. Zugegebenermaßen, einige Übungen bekamen von unseren Test-Müttern schlechtere Noten, weil sie ihnen zu anstrengend waren. Doch nur, weil eine Übung anstrengend ist, ist sie nicht automatisch schlecht. Im Gegenteil: Ein bisschen Power muss schon sein. Nehmen Sie sich die Zeit und finden Sie heraus, welche Ihre Favoriten werden, und überreden Sie sich hin und wieder auch zu den weniger beliebten.

GEMEINSAM STATT EINSAM

Allein zu Hause zu trainieren erfordert für die meisten viel Disziplin. Aber so alleine sind Sie gar nicht. Ihr Trainingspartner ist Ihr wertvollster Schatz – Ihr Baby! Und mal ehrlich: Wollen Sie diesen süßen Fratz eintauschen gegen schwitzende, schniefende und keuchende Sportskanonen? Natürlich macht Bewegung in einer Gruppe mehr Spaß. Vor allem mit anderen Müttern, denen es ähnlich geht wie Ihnen. Aber es hat auch unglaublich viele Vorteile, eigenständig aktiv zu werden: Man kann selbst bestimmen, wann und wie viel man trainiert, und kann sich flexibel an den Schlafens- oder Essenszeiten des Kindes orientieren. Bei meinen Rückbildungskursen war ich zu Beginn immer sehr motiviert. Doch dann musste ich stillen, während alle anderen weiter ihren Rücken kräftigten. Die Windel

musste gewechselt werden, als sie ihren Po auf Apfelmaße trimmten und als es dann endlich an die Sit-ups ging, war mein Kind garantiert quengelig und wollte in den Schlaf gewiegt werden.

So richtig zum Trainieren kam ich also nie. Leider!

Mit diesem Buch haben Sie nun die Möglichkeit, zu trainieren, wann es Ihnen passt – und Ihrem Baby. Konzentrieren Sie sich in Ruhe auf die Übungen und aufeinander. Was macht Ihnen beiden Spaß? Was tut Ihnen gut? Welche Bewegungen lindern Beschwerden? Bleiben Sie ganz bei sich und beieinander. Sie entscheiden über Anfang und Ende des Kurses und ebenso über dessen Inhalte. Doch die individuelle Fitnessstunde hat noch mehr Vorteile: Es gibt keine langen Anfahrtswege. Sie brauchen keine Rücksicht auf Ihr Outfit zu nehmen – egal, ob im Schlafanzug, im Schlabber-T-Shirt oder der bequemen Jeans vom Spaziergang am Morgen – niemand wird Sie während der Trainingseinheit abwertend von oben bis unten mustern. Und Sie können sich auf die Hygiene im Sanitärbereich verlassen! Nichts ist so schön wie die entspannende Dusche nach dem Sport.

SCHLUSS MIT DEN AUSREDEN!

Sie sehen, das einzige Hindernis, aktiv zu werden, ist dieser verflixte Schweinehund. Dabei gibt es genug Möglichkeiten, diesen hinterhältigen Mistkerl vollkommen schachmatt zu setzen:

- ► Denken Sie positiv! Sie *müssen* nicht Sport machen. Sie *dürfen* etwas für sich tun!
- ► Trainieren Sie lieber kurz und dafür regelmäßig, anstatt gar nicht. Zehn Minuten finden sich jeden Tag.
- ► Statt immer nur Ausreden zu finden, warum es gerade nicht geht, lernen Sie jede Gelegenheit zu nutzen. Gleich jetzt, so wie Sie sind. Sie wollen jetzt nicht schwitzen? AUSREDE! Sie haben gerade keine Sportsachen an? AUSREDE! Ihr Baby ist gerade schlecht drauf? AUSREDE!
- ► Geben Sie Ihren Trainingszeiten einen festen Platz in Ihrem Alltag, so wie Sie auch Ihre Körperhygiene einplanen. Zähneputzen lassen Sie schließlich auch nicht einfach ausfallen, oder?
- ► Setzen Sie sich Ziele: Überlegen Sie sich, wie Sie gerne aussehen wollen und blicken Sie nicht zurück.
- ► Vor allem: nicht resignieren! Auch Mütter sollen sich wohl in ihrer Haut fühlen!
- ► Ihr Partner mag Ihren Körper so wie er ist? Und was ist mit Ihnen?

nen Empfehlungen für Ihr Training. Andererseits werden weite Teile Ihres Tagesablaufs bis auf Weiteres von Ihrem Baby bestimmt. Damit Sie Ihr Sportprogramm nicht ausfallen lassen müssen, weil es gerade auf Ihrem Arm schläft, schlechte Laune hat oder noch vom Spaziergang im Tragesystem sitzt, haben wir die Übungen zusätzlich nach Rubriken sortiert, die sich an den Befindlichkeiten Ihres kleinen Mitbestimmers orientieren. So können Sie die Übungen entweder nach Ihren individuellen Bedürfnissen miteinander kombinieren – ganz unabhängig von der jeweiligen Rubrik –, haben aber dennoch die Möglichkeit, flexibel auf Ihr Baby zu reagieren, ohne deshalb Ihr Sportprogramm zu unterbrechen oder gar ausfallen zu lassen. Und sollte Ihnen »allein« wirklich einmal die Decke auf den Kopf fallen, findet sich bestimmt eine befreundete Mami, die gerne mitturnt.

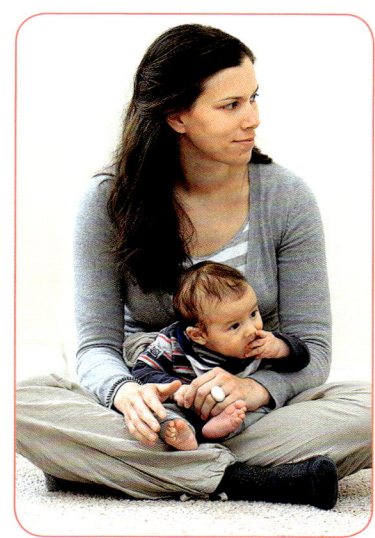

Um Ihre Ausreden möglichst effektiv außer Gefecht zu setzen, haben wir KnuddelFit so konzipiert, dass wir uns einerseits an Ihren Bedürfnissen, Möglichkeiten und Zielen orientieren. Um diese herauszufinden, hilft Ihnen der Fitnesstest auf S. 22 und gibt Ih-

Das sagen Mütter

» In den ersten Monaten mit Kind fehlte mir vor allem Zeit. Zeit für mich. Irgendwie fühlte ich mich fremdbestimmt. Mein Körper schien nicht mehr ganz allein mir zu gehören. Er musste ja vor allem eins: funktionieren. Und dabei habe ich oft vergessen, dass nicht nur ein kleines Baby gepflegt werden muss ... «

Christiane, 34, zwei Kinder

» Am Ende der Stillzeit habe ich mich wie ausgesaugt gefühlt, und mein Busen sah auch dementsprechend aus. «

Elke, 29, ein Kind

» Neun Monate kommt der Bauch, neun Monate geht er auch – aber eben nicht von allein. Das wusste ich bei der zweiten Schwangerschaft nun sehr genau! «

Kerstin, 36, zwei Kinder

» Die Spuren, die die Schwangerschaft an meinem Körper hinterlassen hat, haben mich weniger gestört, als ich erwartet hatte. Ich sehe sie heute ein bisschen wie Kriegsverletzungen und trage sie mit Stolz: So sieht ein Körper eben aus, wenn er ein Kind bekommen hat. Basta. «

Kathrin, 33, ein Kind

» Sofort in den ersten Wochen der Schwangerschaft riss meine Brust (die bis dato äußerst ansehnlich war, wenn ich das mal so sagen darf). Aber nun hasse ich ihre Schlaffheit! «

Simone, 28, zwei Kinder

» Obwohl ich dachte, heil durchgekommen zu sein, meinte meine Hebamme bei der Nachsorge: ›Da hast du ja ein paar feine Risse, wie Kratzer!‹. Fein fand ich die gar nicht und das akzeptieren geschweige denn sie anzufassen, hat lange gedauert. Mein Bauch war nie perfekt, aber auch keine Problemzone. Jetzt sind die Risse wieder doller zu sehen und ich kann's nicht leiden! «

Monika, 31, zwei Kinder

» Sechs Monate nach der Entbindung schaute ein fremder Mann auf meinen Bauch und sagte freudig zu mir: ›Na, wann ist es denn so weit?‹ Es war ein schreckliches Gefühl! «

Franka, 37, vier Kinder

BABYBONUS

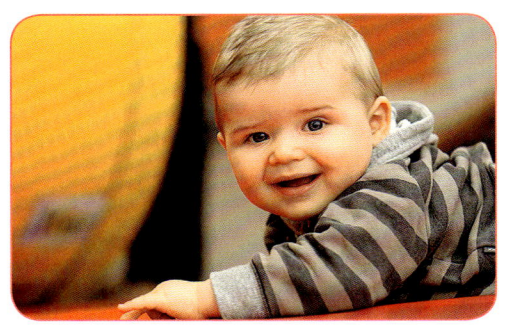

»WAS HÄNSCHEN NICHT LERNT, ...«

»... lernt Hans nimmermehr!« Sicher kennen Sie diese Redewendung. Ich habe mir eigentlich nie wirklich Gedanken über sie gemacht. Doch kaum hatte ich ein kleines »Hänschen« im Haus, sah die Sache gleich ganz anders aus. Gerade in Zeiten von Pisa schien es mir nur logisch, so früh und so umfangreich wie möglich die Bildung meines Nachwuchses in Angriff zu nehmen. Junge Eltern werden heutzutage mit einem ebenso umfangreichen wie verwirrenden Förderangebot für die Kleinsten konfrontiert: von Babyschwimmen, musikalischer Früherziehung, Frühenglisch bis hin zu PEKiP, Pikler & Co. Was ist das Beste für mein Baby? Wie fördere ich es richtig? Was ist zu wenig? Wann ist es zu viel?

Fakt ist: Ein Mensch lernt nie wieder so viel wie im ersten Lebensjahr. Alle Sinne sind bereit, sich zu entwickeln. Ihr Baby saugt die zahlreichen Informationen auf wie ein Schwamm. Die Nervenzellen im Gehirn vernetzen und stabilisieren sich und prägen seine spätere Persönlichkeit. Da können wir Eltern ganz schön unter Druck geraten. Beansprucht von Babyblues, Stilldemenz und chronischem Schlafentzug quälen uns zudem bange Fragen um sich schließende Zeitfenster und eventuelle Wettbewerbsnachteile bei mangelnder Förderung. Und bin ich eine Rabenmutter, wenn ich mei-

nem Kind nicht alle Möglichkeiten offenhalte?

Versuchen Sie, ruhig zu bleiben und sich auf Ihre Intuition zu besinnen. In der Regel machen wir Eltern nämlich instinktiv ziemlich viel richtig. Beobachten Sie Ihr Baby und achten Sie auf seine Signale. So hilflos, wie Sie vielleicht denken, ist es gar nicht. Es weiß ganz genau, was es will und wie es ans Ziel kommt. »Mutter Natur« hat ihm zahlreiche Reflexe mit auf den Weg gegeben, die sein Überleben in den ersten Monaten sichern. Unter anderem den Suchreflex, mit dem es Mamas Brust findet und die Saug- und Schluckreaktion. So ist zumindest schon einmal die Nahrungsaufnahme gesichert. Eine ganze Menge, wenn Sie bedenken, in welchem Schlaraffenland Ihr Baby die letzten Monate verbrachte. Und will es kuscheln, eine frische Windel oder sonstige Aufmerksamkeit, wird es Ihnen dies unmissverständlich und zur Not lautstark mitteilen. Also keine Sorge, alles wird gut!

EIN JAHR DER PREMIEREN

Die ersten zwölf Monate sind wahnsinnig spannend, und eine Premiere folgt der nächsten: die erste Nacht zu Hause, das erste Lächeln, der erste Zahn, der erste Brei, die erste Beule. Ihr Baby entwickelt sich vom hilflosen Säugling rasant zu einem energischen Charakterkopf. Und Sie können ihm dabei helfen. Am wichtigsten sind natürlich Liebe und Zuwendung, Aufmerksamkeit und Geduld, Nähe, Verständnis und Geborgenheit.

Jedes Kind ist einzigartig und entdeckt diese Welt auf seine eigene Art und Weise und vor allem in seinem eigenen Tempo. Lassen Sie sich bloß nicht von scheinbar gut gemeinten Ratgebern verunsichern oder von überambitionierten Müttern Gleichaltriger unter Druck setzen, wann Ihr Kind was können muss. Solange der Kinderarzt signalisiert: Alles ist gut, Ihr Baby ist gesund, können Sie sich zurücklehnen und die gemeinsame Zeit genießen. Das ist manchmal gar nicht so einfach. Glauben Sie mir! Zum Beispiel, wenn nachts um vier die Wohnung Kopf steht, weil Ihr Baby wie am Spieß schreit – seit zwei Stunden schon –, absolut nicht einschläft und Sie schon alles versucht haben: Windeln wechseln, füttern, schaukeln, mit Musik und ohne, bis hin zum Umhertragen in der Wohnung, auf Ihren Bauch legen und wenn es nicht hilft, auf den von Papa. Ich habe schon von Freunden gehört, dass sie mitten in der Nacht ihr Kind entnervt in den Kinderwagen gepackt haben und so lange um den Block gefahren sind, bis ihr Kleines endlich zufrieden ein-

schlief. Meine Kinder sind beide im Winter geboren, da hätte ich auch nach fünf Stunden Geschrei nicht vor die Tür gemocht. Manchmal haben junge Familien es einfach nicht so leicht, ein Team zu werden. Einerseits versucht Ihr Baby, sich einzugewöhnen, gleichzeitig müssen Sie sich erst in Ihrer neuen Rolle als Mutter zurechtfinden. Auch die gemeinsame Wandlung mit Ihrem Partner von einem Liebespaar hin zu einem Elternpaar braucht etwas Zeit. Das ist die wahre Herausforderung für die nächsten zwölf Monate: Werden Sie ein Team! Wer-

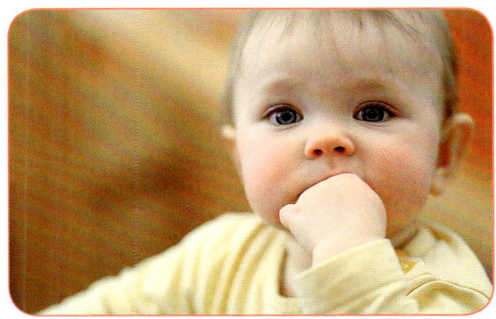

den Sie eine Familie! Alles andere ergibt sich dann schon fast von alleine.

Vielleicht beruhigt es Sie, dass für die Förderung auch in den kommenden Jahren noch ausreichend Zeit bleibt. Zunächst helfen Sie Ihrem Baby, wenn Sie es in Ruhe ankommen lassen, seinen Forscher- und Entdeckerdrang aufmerksam begleiten und ihm Zeit geben, Interessen, Fähigkeiten und seine eigene Persönlichkeit zu entwickeln. Wenn Sie sich liebevoll und zärtlich mit Ihrem Baby beschäftigen und wohldosierte Anregungen bieten, schaffen Sie eine stabile Eltern-Kind-Bindung und schenken Ihrem Nachwuchs die Basis für alles Kommende: Urvertrauen. Damit übertrumpfen Sie jedes Förderprogramm.

KLEINE FORSCHER GEBEN GAS: EINE ERFOLGSGESCHICHTE IN ZWÖLF AKTEN

Die ersten drei Monate

Schon in den ersten drei Monaten lernt Ihr Baby eine ganze Menge. Zunächst einmal schärft es seine Sinne: Wie riecht Mama, wie klingt ihre Stimme ohne den schützenden Bauch, wie fühlt sich Kälte an, wie schmeckt die Milch? Auch die Augen Ihres Kindes gewöhnen sich immer mehr an die neue Umgebung. Nach einigen Wochen beginnt es, Ihrem Blick aktiv zu begegnen und wird zaghaft auf ein Lächeln reagieren. Ein wunderbarer Moment! Die Sonne geht auf: Es lächelt zurück! Wer denkt da schon an schlaflose Nächte?! Ihr Baby beobachtet immer genauer und ahmt Ihre Mimik nach. Immer häufiger wird es jetzt auch bewusst lächeln und Sie werden jedes Mal dahinschmelzen. Mit drei Monaten wird es gezielt schauen, wo die kleine Rassel hinwandert oder wenn Mama und Papa durch den Raum gehen. Es bringt schließlich die Hände über der Brust zusammen und spielt ausgiebig mit ihnen.

Zwischen dem vierten und sechsten Monat

Inzwischen hat sicherlich jeder seinen Platz in der Familie gefunden und alle Abläufe haben sich einigermaßen eingespielt. Ihr Baby ist nun immer länger wach und versucht seine Welt im wahrsten Sinne zu begreifen. Unermüdlich tasten die kleinen Händchen nach allem, was in ihrer Nähe liegt, und stopfen es in den Mund, um sich ein genaueres Bild von den eroberten Schätzen zu verschaffen. Besonders beliebt: Knisterspielsachen. Am liebsten knallbunt. Auch die eigenen Füße wecken Babys Neugier und werden ausgiebig untersucht. Hat Ihr Kind diesen Entwicklungsschritt absolviert, fehlt nicht mehr viel, und es beginnt

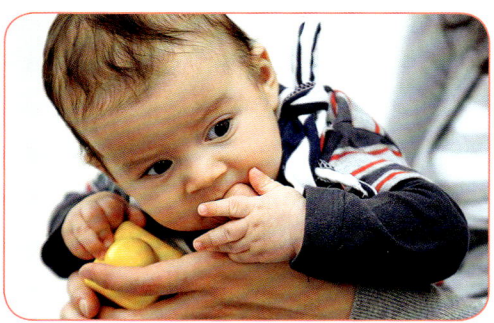

sich auf den Bauch zu drehen. Die Grundlage, um sich bewusst fortzubewegen, ist damit geschaffen. Es entdeckt zunehmend seine Stimme, bildet Silbenketten und spielt mit der Lautstärke.

Siebter bis neunter Monat

Nahezu täglich entdeckt Ihr Kind etwas Neues und wird damit auch selbstbewusster. Bekommt Ihr Baby nun den ersten Brei, muss sein Immunsystem zunehmend mehr leisten, denn der Körper wird plötzlich mit allerlei unbekannten Inhaltsstoffen konfrontiert. In dieser Phase empfinden viele Eltern ihren Nachwuchs immer weniger als Baby und stattdessen zunehmend als Kleinkind. Tatsächlich gibt der Brei Power für mehr Bewegung und häufig gehen zeitgleich gewaltige Entwicklungs- und Wachstumsschübe vonstatten. Jeder davon bringt Veränderungen für Ihr Baby mit sich, die ihm verständlicherweise auch ganz schön Angst einjagen können. Die meisten Babys suchen deshalb immer wieder viel Nähe bei ihrer Mama und tanken Sicherheit und Geborgenheit. Nur Geduld, sie geben Ihren »Rockzipfel« auch wieder frei.

Ihr Baby entdeckt jetzt Kuckuck-Spiele für sich. Ist Mama noch da? Ja! – oder? Ja, hab ich doch gewusst! Was für ein Nervenkitzel! Aber es kann auch immer länger alleine spielen, reicht ein Spielzeug von einer Hand in die andere, lässt es fallen und schaut hinterher oder übt den sogenannten Pinzettengriff. Einige Babys beginnen in dieser Zeit auch zu fremdeln.

Zehnter bis zwölfter Monat

Die Babys können jetzt robben, beginnen zu krabbeln, zu sitzen, sich hochzuziehen und ganz Flinke versuchen schon vor dem ersten Geburtstag die ersten Schritte. In den Haushalten der meisten Familien ist jetzt nichts mehr sicher – die Babys werden mobil und räumen um. Es sei denn, Sie sind schneller. Wenn Sie bis jetzt Ihre Wohnung noch nicht babysicher gemacht haben, wird es höchste Zeit: Nicht nur die Steckdosen, spitze Ecken und die Schränke mit Putz- und Arzneimitteln, auch Omas Kristallvasen, die CD-Sammlung, die Bücher – alles wird Babys Interesse wecken und gründlich inspiziert, angesabbert und auseinandergenommen werden.

> ▶ **AUF AUGENHÖHE**
>
> Legen Sie sich doch mal zu Ihrem Baby und schauen Sie, was sich Spannendes in seiner Reichweite und seinem Blickfeld befindet – schon haben Sie ein genaues Bild davon, was weggeräumt oder gesichert werden muss.

Andere Babys sind stattdessen wahre Quasselstrippen und wieder andere geduldige Beobachter. Jedes Kind hat nicht nur sein eigenes Tempo, sondern auch individuelle Vorlieben für Entwicklungsrichtungen. Hat Ihr Baby etwas Neues gelernt, ist es vor Freude geradezu berauscht. Denn mit jedem Erfolgserlebnis werden Glückshormone freigesetzt und Ihr Kleines wird regelrecht süchtig. Immer wieder will es die eben genommene Hürde überspringen. Es übt so lange, bis »das Neue« gefestigt ist. Spätestens dann werden auch Sie Glückshormone ausschütten. Denn vorerst kommt wieder Abwechslung ins Spiel und Ihr Kind wird sich auch anderen Dingen widmen – bis zum nächsten Erfolgserlebnis.

DAS ERSTE JAHR AUF EINEN BLICK

Obwohl die Entwicklung eines Babys meist bestimmten Abläufen folgt, halten sich nicht alle immer genau daran. Die folgende Tabelle gibt lediglich eine kleine Orientierungshilfe. Wenn Ihr Kind davon abweicht, ist das kein Grund zur Sorge. Freuen Sie sich gemeinsam darüber, was es schon alles kann.

	SOZIALVERHALTEN	SPRACHE	SEHEN/ WAHRNEHMEN	MOTORIK
Erster bis dritter Monat	Hält Blickkontakt, kann verschiedene Personen unterscheiden, kann Mimik deuten.	Das Schreien des Babys hört sich ausgehend vom jeweiligen Bedürfnis, das dahintersteckt, anders an.	Sehen und Fokussieren verbessern sich. Das Baby verfolgt Gegenstände mit den Augen, daraus ergibt sich eine bessere Wahrnehmung.	Zunächst bestimmen Reflexe die Bewegungsabläufe, Übergang zu bewussten Bewegungen.
Bis zum sechsten Monat	Bewusstwerden von bekannten und fremden Personen, lächelt nicht mehr jeden spontan an, erstes Fremdeln möglich. Nachahmen von Mimik.	Bildet erste Silbenketten, testet unterschiedliche Lautstärken.	Fokuswechsel von nah zu fern und zurück möglich. Sucht nach einer Geräuschquelle. Greifentfernung ist dem Kind bewusst.	Erstes Fortbewegen: rollen, kriechen.
Bis zum neunten Monat	Interesse für andere Babys, erstes Abtasten mit Gleichaltrigen, noch keine Interaktion. Fremdelt.	Bildet Doppelsilben: »da-da«, »ba-ba«, »ma-mam«.	Durch verbesserte Motorik auch ein räumliches Sehen möglich, erkennt Höhe/Tiefe, kann bewegliche Gegenstände verfolgen und auch greifen. Untersucht sie mit Augen, Händen und Mund.	Beginnt zu robben, erste Ansätze von Krabbeln. Selbstständiges Sitzen.
Bis zum zwölften Monat	Je nach Entwicklung: Ist mal allein zufrieden, mal kann es ohne Mama nicht sein. Kann nun selbstständig Kontakt aufnehmen und beenden, ahmt Tätigkeiten nach.	Erste Worte, gezieltes Einsetzen der »Sprache«.	Details werden interessanter, längeres und konzentrierteres Beobachten.	Krabbeln, hochziehen, entlanghangeln an Möbelstücken, freies Stehen.

FIT HOCH ZWEI – DER BABYBONUS

Sie selbst werden unmittelbar merken, wo und wie stark sich die KnuddelFit-Trainingseinheiten auf Ihren Körper auswirken – spätestens nach ein paar Wochen regelmäßiger Durchführung. Doch auch Ihr Baby wird positiv von den gemeinsamen Fitnesseinheiten profitieren. Damit Sie gleich bei jeder Übung sehen, was Ihr Baby davon hat, haben wir den »Babybonus« etabliert und in sechs unterschiedliche Rubriken eingeteilt. Durch diese sechs verschiedenen Stimuli wird Ihr Kind scheinbar nebenbei in seiner Entwicklung gefördert. So ist es ausgezeichnet für die nächsten aufregenden Monate gewappnet. Direkt neben den einzelnen KnuddelFit-Übungen finden Sie deshalb Symbole, die den jeweiligen Nutzen für Ihren Schatz anzeigen. So sehen Sie auf einen Blick, welchen Babybonus die jeweilige Übung beinhaltet.

Gleichgewicht

Dass wir laufen können, ohne umzufallen, Fahrrad fahren oder tanzen, verdanken wir unserem Gleichgewichtssinn. Der ist zwar angeboren, doch die unterschiedlichen Bewegungen und die Koordination der einzelnen Muskeln mussten wir erst mühsam erlernen. Denken Sie daran, wenn Ihr Kleines versucht, sich auf Beine und Arme zu stützen, um die ersten Krabbelversuche zu unternehmen oder später die ersten wackeligen Schritte folgen. Was für ein Erfolg, wenn es endlich gelingt!

Dabei hilft das sogenannte Vestibulärorgan. Es besteht aus kleinen Sinneshärchen im inneren Ohr und ist ein wahres Wunderwerk der Natur. Stimuliert wird es durch jede Art von Bewegung: ob schaukeln, schwingen, rollen, drehen, hoch und runter oder links und rechts. All das hilft, die Muskelbildung und Koordination Ihres Kindes zu fördern. So wird es später auch in der Lage sein, das Gleichgewicht sicher zu halten.

Bindung

Die meisten werdenden Eltern glauben an so etwas wie Liebe auf den ersten Blick: Egal wo und wie das Baby zur Welt kommt, wie lange es dauert oder welche Schmerzen vorausgehen – kaum sehen bzw. spüren Eltern und Kind sich zum ersten Mal, ist der Weg für eine unendliche, bedingungslose Liebe geebnet. Schön wär's! Erziehungswissenschaftler geben eine realistischere Einschätzung: In der Regel stellen sich die Muttergefühle nicht auf Knopfdruck ein. Deutlich mehr Eltern als vermutet brauchen einfach etwas Zeit, um die Liebe zu ihrem Kind wachsen zu lassen.

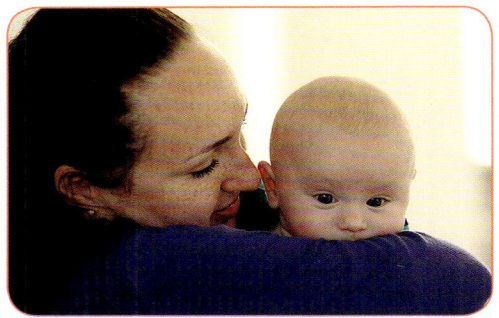

Eine gute Eltern-Kind-Bindung ist die Basis für selbstbewusste Kinder. Sie erhalten die Sicherheit, die sie brauchen, um mutig ihre Umwelt zu erkunden.

Vertrauen

Ohne Vertrauen kann kein Mensch leben. Erst recht nicht, wenn er nur wenige Tage oder Monate alt ist und die ganze Welt sich als ein riesiges Abenteuer entpuppt, in dem man ohne fremde Hilfe nicht überleben würde. Vertrauensbildende Spiele sind daher nicht nur ein schöner Zeitvertreib, sondern sogar wichtig für Babys Entwicklung. Vertrauen zwischen Eltern und Kind wird immer in jenen Spielen gefördert, die kleine Spannungsmomente enthalten. Mama wirft mich hoch und fängt mich wieder auf. Der *Hoppe Reiter* fällt in den Graben. Alles, wobei Ihr Kind dieses aufregende Kribbeln im Bauch verspürt und letzten Endes immer sicher sein kann: Mama und Papa passen auf, dass mir nichts passiert. So wird es mit jedem Mal mehr Vertrauen zu Ihnen bekommen, was langfristig natürlich auch der Eltern-Kind-Bindung zugutekommt.

Kopfkontrolle

Wie schwer es für so ein kleines Baby ist, seinen Kopf zu halten, werden Sie sehen, wenn es in den ersten Wochen auf dem Bauch liegt. Einige Babys haben nach kurzer Zeit keine Lust mehr und werden schnell schimpfen und weinen, andere sind geduldiger und legen den Kopf

bald einfach ab, ohne an der Bauchlage etwas zu ändern. So oder so, was für uns längst alltäglich ist und unbewusst geschieht, ist für die Kleinen ein wahnsinnig anstrengender Kraftakt, denn der Kopf ist vorerst das schwerste Körperteil für Ihr Kind. Wenn Arm- und Nackenmuskulatur trainiert werden, um diese scheinbar tonnenschwere Last zu tragen, gleicht dies ei-

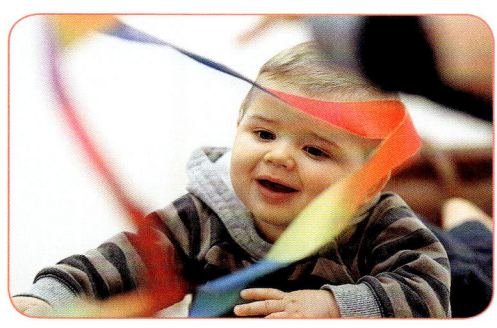

nem echten »Workout« für die Kleinen. Unterstützen Sie Ihr Baby, indem Sie es häufig auf den Bauch legen. Bei vielen Übungen bietet es sich an, bei anderen wird es lieber Blickkontakt mit Ihnen halten wollen. Finden Sie heraus, welche Varianten für Sie beide am angenehmsten sind.

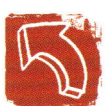

Raumgefühl

Für Babys ist einfach alles neu, spannend und weckt ihr Interesse. Sobald sie weiter sehen können als bis zur Nasenspitze, erkunden sie die Dinge um sich herum. Pflanzen, Gesichter, Farben oder Licht und Schatten werden ausführlich betrachtet. Später sind es winzige Fussel, Krümel auf dem Boden oder die kleinen Schnipsel am Stofftier. Und noch etwas später ist der gesamte Haushalt in Gefahr: Die Schubladen werden ausgeräumt, die Toilettenpapierrollen zerpflückt und die Stereoanlage malträtiert. Das Gefühl für den Raum, den es umgibt, erwirbt das Baby schon sehr früh. Berührungen, das Spazieren auf Mamas Arm und Entfernungen, die es aus eigenem Antrieb schon zurücklegen kann, helfen Ihrem Baby, sich Schritt für Schritt erfolgreich in einem Raum zu orientieren. Übungen mit diesem Babybonus haben meist auch Auswirkungen auf das schon erwähnte Vestibulärorgan.

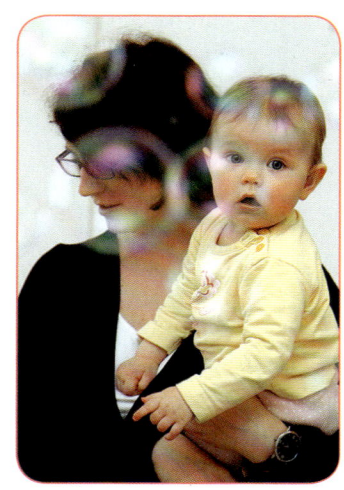

Sequenzenbildung

Schoßspiele wie *1-2-3-Kuckuck, Wo ist das Baby? – Daaaaa!* oder *Hoppe, hoppe, Reiter* sind immer ein großer Spaß für Kinder. Und wir Erwachsenen freuen uns, mit wie wenig Aufwand eine so große Freude erzeugt werden kann. Darüber hinaus regen diese Spiele zusätzlich den Gleichgewichtssinn im Mittelohr an und liefern wichtige Informationen zur Sequenzenbildung. Bei Sequenzen geht es um das Erkennen von Reihenfolgen. Auch wenn Ihr Kind erst später dieses Wissen umsetzen kann, so bekommt es doch schon sehr früh einen Eindruck von »Was kommt zuerst?«, »Was kommt danach?« und »Was kommt zum Schluss?«. Das ist nicht nur wichtig für den Spannungsbogen – das Spiel mündet schließlich in einem Lacher –, sondern auch später für den Kindergarten, die Schule und das Leben an sich. Ohne dieses Wissen ist das Verstehen von Zusammenhängen und ein planvolles Handeln nicht möglich.

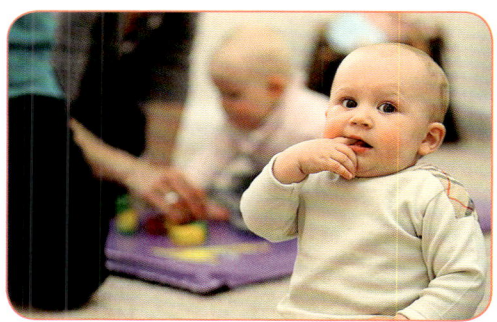

FITNESSTEST

WIE KNUDDELFIT SIND SIE? EIN KLEINER TEST

Wie Sie sich vorstellen können, hat jede Leserin zu Beginn ihrer Lektüre unterschiedliche Voraussetzungen und Ansprüche. Unsere Übungen sind eine Sammlung verschiedener Vorschläge und Inspiration für Sie, Ihren Alltag mit Baby etwas sportlicher zu gestalten. Damit Sie bestmöglich trainieren können, haben wir einen kleinen Test erarbeitet. Er wird Ihnen helfen, Ihren aktuellen »Ist-Zustand« zu ermitteln. So können Sie Ihren Körper besser kennenlernen, um unsere Trainingsvorschläge effektiv anwenden zu können. Es geht bei dem Einstiegstest nicht um eine Bewertung Ihrer Fitness im Sinne von besser oder schlechter, sondern nur um eine neutrale Abbildung der Realität. Auch wenn Ihnen das Ergebnis bei der ersten Durchführung nicht gefallen sollte: In den folgenden Monaten können Sie diesen Test erneut durchführen, und Sie werden über Ihre Fortschritte staunen. Also nur Mut! Und seien Sie ehrlich. Nur so können Sie auch einen optimalen Nutzen aus dem Fragebogen ziehen. Machen Sie einfach eine Aufgabe nach der

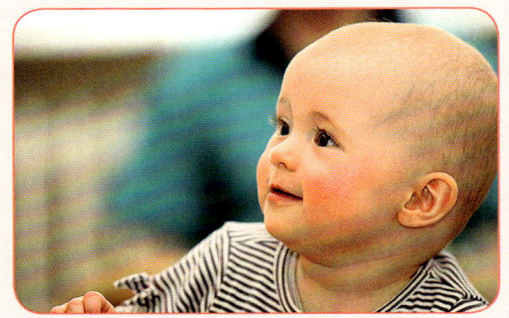

anderen, schreiben Sie nach jeder Frage die erreichte Punktezahl auf, und zählen Sie diese am Ende zusammen. Wenn Sie den Test im Laufe Ihres Trainings wiederholen, ersetzen Sie die ersten beiden Fragen durch die hellgrauen. Ganz einfach. Dann können Sie sehen, welche Gruppe zu Ihnen passt und wie Sie KnuddelFit erfolgreich anwenden können.

So, nun aber los. Viel Spaß beim Test!

Der KnuddelFit-Test

THEORIETEIL:

Wie viele Stunden pro Woche haben Sie vor Ihrer Schwangerschaft regelmäßig Sport getrieben?

- ❏ Gar nicht bis eine Stunde pro Woche (1 Punkt)
- ❏ Ein bis zwei Stunden pro Woche (2 Punkte)
- ❏ Drei oder mehr Stunden pro Woche (3 Punkte)

Bei wiederholtem Test:
Wie viele Stunden pro Woche treiben Sie jetzt Sport?

- ❏ Gar nicht bis eine Stunde pro Woche (1 Punkt)
- ❏ Ein bis zwei Stunden pro Woche (2 Punkte)
- ❏ Drei oder mehr Stunden pro Woche (3 Punkte)

Wie zufrieden waren Sie vor der Schwangerschaft mit Ihrer Figur?

- ❏ Sehr zufrieden (3 Punkte)
- ❏ Geht so (2 Punkte)
- ❏ Gar nicht zufrieden (1 Punkt)

Bei wiederholtem Test:
Wie zufrieden sind Sie inzwischen mit Ihrer Figur?

- ❏ Sehr zufrieden (3 Punkte)
- ❏ Geht so (2 Punkte)
- ❏ Gar nicht zufrieden (1 Punkt)

Haben Sie Rückenschmerzen?

- ❏ Nur selten (3 Punkte)
- ❏ Manchmal (2 Punkte)
- ❏ Ständig (1 Punkt)

Haben Sie aufgrund von Krankheiten oder Verletzungen Bewegungseinschränkungen?

- ❏ Nein, keine (3 Punkte)
- ❏ Ja, aber nur sehr wenige (2 Punkte)
- ❏ Ja, manche Bewegungen gehen gar nicht (1 Punkt)

Wie hoch ist Ihr BMI (Körpergewicht in Kilogramm geteilt durch die Körpergröße in Metern. Dann noch mal durch die Körpergröße in Metern teilen)?

- ❏ BMI <19 (1 Punkt)
- ❏ BMI 19-25 (3 Punkte)
- ❏ BMI 25-30 (2 Punkte)
- ❏ BMI >30 (1 Punkt)

Wie stark ist Ihr innerer Schweinehund?

- ❏ Er beherrscht meine Freizeit (1 Punkt)
- ❏ Manchmal verleitet er mich zu ungesunden Dingen (2 Punkte)
- ❏ Was für ein Schweinehund? Ich sage, wo es langgeht (3 Punkte)

Wie erfolgreich können Sie kleine Freiräume für ihre Bedürfnisse schaffen?

- ❏ Kein Problem, das schaffe ich täglich (3 Punkte)
- ❏ Ab und zu geht es schon (2 Punkte)
- ❏ Mir kommt fast immer etwas dazwischen (1 Punkt)

Wie gut können Sie Ziele für sich formulieren?

- ❏ Ich weiß genau, was ich will (3 Punkte)
- ❏ Ich kann mir ungefähr vorstellen, was ich will (2 Punkte)
- ❏ Ich weiß nur, was ich nicht will (1 Punkt)

PRAXISTEIL:

Versuchen Sie, aus dem Stand mit den Fingerspitzen Ihre Zehen zu berühren. Ihre Beine sollten dabei durchgestreckt bleiben.

- ❏ Geht gut (2 Punkte)
- ❏ Geht nicht (1 Punkt)

Strecken Sie einen Arm nach oben, den anderen nach unten, beugen Sie die Ellenbogen hinter dem Rücken und versuchen Sie, dass sich Ihre Fingerspitzen berühren.

- ❏ Haben sich berührt (2 Punkte)
- ❏ Haben sich nicht berührt (1 Punkt)

Schaffen Sie einen Liegestütz? Aber nicht schummeln, nur Ihre Handflächen und Zehen berühren den Boden. Der Körper bleibt angespannt – wie früher in der Schule.

- ❏ Ja (2 Punkte)
- ❏ Nein (1 Punkt)

Schaffen Sie 15 Kniebeugen in einer Minute? Auch hier wird nicht getrickst, schön runter mit dem Po.

- ❏ Ja (2 Punkte)
- ❏ Nein (1 Punkt)

Machen Sie eine Kerze.

- ❏ Nichts leichter als das (2 Punkte)
- ❏ Schaff ich nicht (1 Punkt)
- ❏ Was soll das denn sein? (0 Punkte)

Gelingt es Ihnen, einen Arm vorwärts und gleichzeitig den anderen Arm rückwärts kreisen zu lassen?

- ❏ Ja (2 Punkte)
- ❏ Nein (1 Punkt)

Machen Sie eine Rolle vorwärts.

- ❏ Geht gut (2 Punkte)
- ❏ Ups, das war wohl nix (1 Punkt)

Können Sie eine Brücke machen?

Nicht zu verwechseln mit der Shoulder Bridge. Hier sollen Sie Ihren Körper nach hinten zu einer Brücke biegen und zwar so, dass nur Ihre Füße und Hände den Boden berühren.

- ❏ Na klar (2 Punkte)
- ❏ Auf keinen Fall (1 Punkt)

Können Sie einen Spagat?

- ❏ Ja (2 Punkte)
- ❏ Nein (1 Punkt)

Schlagen Sie ein Rad?

- ❏ Lange nicht gemacht, aber trotzdem geklappt (2 Punkte)
- ❏ Die Zeiten sind anscheinend vorbei (1 Punkt)

Bravo! Schon geschafft! Jetzt können Sie Ihre Punkte addieren.

Das ist Ihr Ergebnis: _____
(Gesamtpunktzahl)

AUSWERTUNG: DIE KNUDDELFIT-GRUPPEN

Welche Gruppe passt zu Ihnen?

DIE FITNESS-QUEEN (37-44 PUNKTE)

Der Wahnsinn! Sie sind eine richtige Sportskanone! Sie haben die besten Voraussetzungen, um nach der Schwangerschaft schnell wieder in Form zu kommen. Sie wissen, wie wichtig Sport für Ihre Gesundheit ist, haben viel Spaß, sich zu bewegen und hin und wieder richtig auszupowern. Ihr Sportprogramm ist mehr als nur Hüpfen und Zappeln und dreimal tief Durchatmen, es ist ein Stück Lebensqualität. Ohne Ihr Training fühlen Sie sich nicht vollständig. Egal, ob zu Hause, im Urlaub oder im Fitnessstudio – Sie nutzen gern jede Gelegenheit, etwas für sich und Ihren Körper zu tun. Während Ihre Kollegen für ein Stockwerk den Lift benutzen, nehmen Sie schnell die Treppe. Die Ferien werden schon von vornherein aktiv geplant und für Ihren Lieblingsfitnesskurs haben Sie

sogar schon einmal Ihren Partner versetzt. Figurprobleme gehen Sie aktiv an und verfolgen Ihre Ziele ehrgeizig. Es wird Ihnen leichtfallen, unser Programm in den Alltag zu integrieren.

So wird Ihr Training ein Erfolg:
Schauen Sie sich die Übungen an, und stellen Sie sich Ihr persönliches Trainingsprogramm zusammen, indem Sie fünf Übungen auswählen – ganz egal aus welchem Bereich. Ihr Baby hat aber gerade schlechte Laune oder schläft auf Ihrem Arm? Kein Problem! Dann suchen Sie sich heute eben fünf Übungen aus, die der Stimmung Ihres Baby entsprechen. Wenn nicht anders beschrieben, absolvieren Sie jeweils drei Durchgänge pro Übung. Machen Sie dazwischen eine kurze Pause von ca. 30 Sekunden. Sollte die ein oder andere Übung Ihnen nicht anstrengend genug sein, können Sie natürlich jederzeit die Pausenzeiten verkürzen oder die Wiederholungszahl erhöhen. Nach drei Wochen wechseln Sie immer die Übungen. So verhindern Sie, dass sich Ihr Körper an die Belastung gewöhnt und der Trainingseffekt nachlässt. Wenn es die Zeit erlaubt, erweitern Sie Ihre Auswahl nach und nach auf zehn Übungen. Integrieren Sie schon früh die Übungsvorschläge aus der Rubrik **Darf's ein bisschen mehr sein?** und schon erhöht sich die Herausforderung. Der Bikini-Figur steht nichts mehr im Wege.

DIE THEORIE-PRINZESSIN (27-35 PUNKTE)

So wie Ihnen geht es den meisten. Sie wissen, dass Sport gesund ist, haben auch schon einiges ausprobiert, scheitern aber immer wieder an der Praxis. Obwohl Sie jedes Mal hoch motiviert bei der Sache sind, verlieren Sie trotzdem nach einiger Zeit den Elan und finden schließlich genug Gründe, warum Sie jetzt doch nicht zum Bauch-Beine-Po-Kurs können. Mehr Sport wäre natürlich schön, ist aber in Ihrem Leben nur phasenweise möglich. Dass die anderen unbeschwert, regelmäßig und geradezu leichtfüßig ihr Sportprogramm durchziehen, nehmen Sie fasziniert zur Kenntnis, fühlen sich aber insgeheim als »Karteileiche« Ihres Fitnessclubs in guter Gesellschaft. Es bleibt eine schöne Option: Nächste Woche gehen Sie bestimmt wieder hin. Spätestens übernächste. Auf jeden Fall vor dem Sommer. Komisch, während der Schulzeit waren Sie irgendwie viel sportlicher.

So wird Ihr Training ein Erfolg:

Für Sie ist es wichtig, die Übungen zunächst regelmäßig durchzuführen. Nehmen Sie sich Zeit, alle in Ruhe kennenzulernen. Wählen Sie schließlich fünf Übungen für Ihr persönliches Trainingsprogramm aus, ganz egal aus welcher Rubrik. Ihr Baby belegt aber gerade schlafend Ihren Arm? Dann suchen Sie sich heute eben fünf Übungen aus, die zur Stimmung Ihres Babys passen. Wenn es nicht anders beschrieben ist, absolvieren Sie jeweils zwei Durchgänge (Sätze) pro Übung. Machen Sie dazwischen eine Pause von ca. 30 Sekunden. Wenn Sie ein intensiveres Training wünschen, dürfen Sie natürlich die Pausenzeiten verkürzen oder die Wiederholungszahlen entsprechend erhöhen. Nach jeweils drei Wochen wechseln Sie die Übungen. So verhindern Sie, dass sich Ihr Körper an die Belastung gewöhnt und der Trainingseffekt wieder nachlässt. Die **Darf's ein bisschen mehr sein?**-*Übungstipps können ruhig noch ein wenig warten. Erst wenn Ihnen die Übungen zu leicht oder gar langweilig werden, geben Sie etwas mehr Gas.*

DAS ASCHENPUTTEL (18-26 PUNKTE)

Super, Sie haben ehrlich geantwortet! Und jetzt sind Sie enttäuscht, weil Sie in dieser Gruppe gelandet sind? Quatsch! Die Letzten werden die Ersten sein! Auch bei Ihnen ist so viel möglich, wenn Sie nur nicht die Lust an der Bewegung verlieren. Eigentlich fühlen Sie sich ganz wohl in Ihrer Haut, wären da nicht die zahlreichen Gelegenheiten, doch etwas ändern zu wollen: beim Shoppen, wenn das schicke Teil nicht richtig passen will, wenn beim Babyschwimmen die superdurchtrainierte Mami komisch guckt oder ein Klassentreffen ansteht. Dann wären Sie gerne schlanker und fitter und am liebsten sofort. Sie würden schon gerne etwas mehr für Ihre Fitness machen, wissen aber irgendwie nicht richtig, wann und wo und was. Dadurch stehen Sie sich im-

mer selbst im Weg. Bis jetzt! Wir werden Ihnen zeigen, wie einfach Sie wieder in Form kommen und welche Übungen ganz leicht in den Alltag integriert werden können. Setzen Sie sich am besten kleine Ziele. Wählen Sie diese so, dass sie auch sicher und in absehbarer Zeit zu erreichen sind. Erstes Ziel sollte es sein, täglich zehn Minuten mit dem Buch ein paar Übungen zu machen. Legen Sie Ihren Schweinehund an die Kette: Zehn Minuten am Tag schaffen Sie!

Ach übrigens, Sie sind in der Gruppe, in der die meisten und größten Veränderungen möglich sind!

So wird Ihr Training ein Erfolg:

Nachdem Sie sich mit dem KnuddelFit-Programm etwas vertraut gemacht haben, können Sie Ihr persönliches Trainingsprogramm zusammenstellen. Wählen Sie hierfür Übungen, die Ihnen besonders gut gefallen oder sehr effektiv vorkommen, egal aus welcher Rubrik. Vorerst drei bis maximal fünf. Ihr Baby ist aber gerade quengelig? Das zählt leider nicht als Ausrede! Dann suchen Sie sich heute eben drei bis fünf Übungen aus, die zur Laune Ihres Babys passen. Absolvieren Sie bei jeder Übung einen Durchgang (Satz). Nach jeweils drei Wochen wechseln Sie die Übungen. So verhindern Sie, dass sich Ihr Körper an die Belastung gewöhnt und der Trainingseffekt wieder nachlässt. Setzen Sie Ihren Schweinehund vor die Tür und machen Sie in Ihrem Alltag Platz für etwas mehr Bewegung. Vielleicht helfen Ihnen hierbei

auch die Anregungen aus der Rubrik **Bett, Bad, Küche & Co,** *die Sie teilweise bei den Übungen finden. So haben Sie jederzeit und überall die Möglichkeit, Ihr Training durchzuführen. Nehmen Sie nach und nach eine weitere Übung in Ihr Programm auf. Ziel ist es, Ihre Trainingseinheit auf sieben Übungen auszubauen. Aber denken Sie daran: Der Weg ist das Ziel!*

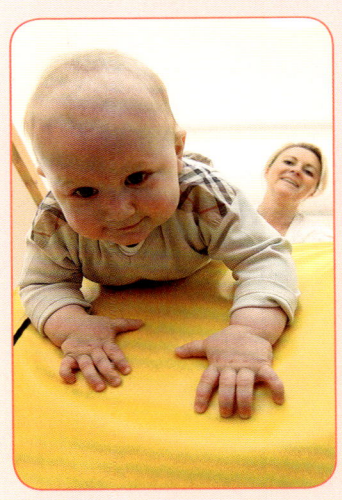

TRAINING

QUÄLENDE W-FRAGEN

Wir Frauen sind ausgezeichnete Theoretikerinnen. Statt sich einfach ins Training zu stürzen und schwitzend und schniefend unsere Muskeln zu bewundern, wie es einige Männer täten, steht uns häufig die Theorie im Weg. Bei vielen von uns stellt sich nicht nur die Frage nach dem Wann und Wo des Trainings, sondern auch nach dem Was? Wie viel und wie lange? Mit wem? Und zusätzlich: warum? Warum sollten Sie Sport machen, wo doch schon Ihr Alltag mit Kind(ern) so aktiv ist? Lange Spaziergänge ersetzen das Ausdauertraining. Das Tütenschleppen nach den wöchentlichen Hamstereinkäufen ersetzt den Kraftsport. Und der Sprint zum Baby, das gerade versucht, die Blumen aus den Töpfen zu buddeln, trainiert die Schnelligkeit.

Warum also sollten Sie in diesem vollgepackten Alltag noch Zeit für Ihr tägliches Workout freischaufeln? Weil Sie all das nur eine begrenzte Zeit durchhalten! Irgendwann schmerzen Ihre Gelenke und der Rücken, Nacken und Schultern sind verspannt oder Sie fühlen sich irgendwie »schief«, weil Sie ständig Ihre Lieblingsseite in Anspruch nehmen und einseitige Bewegungsabläufe nutzen. Je trainierter Sie sind, desto mehr Kraft steht Ihnen zur Verfügung. Denn es ist allein Ihre Muskelkraft, die Sie die Einkäufe tragen oder die Kinder hochheben lässt, Sie vollgepackt die Treppe hinauf-

bringt und mit der Babyschale wieder hinunter. Und wenn Sie jetzt schon denken, Ihr kleiner Wonneproppen wäre schwer, warten Sie mal bis zur U8, wenn der Kinderarzt verkündet, Ihr kleiner Liebling wiege jetzt 18 Kilo! Dann sind Sie aber noch immer mit den schweren Einkäufen beschäftigt, toben auf dem Spielplatz oder trösten Ihr weinendes Kind gefühlte zwei Stunden auf dem Arm. Diese Herausforderungen verlangen nicht nur starke Nerven, sondern auch starke Mütter. Denn Ihr Kind kennt keinen Feierabend und ist in Sachen »Pause für Mami« verständnislos. Es wird Sie voll und ganz in Anspruch nehmen. Nie wird es langweilig. NIEMALS! Das ist toll und macht wahnsinnig viel Spaß, aber nur, wenn Sie leistungsfähig sind und schmerzfrei mitmachen können. Sonst bekommt Ihr Kind die Nörgelitis – das hält keine Mutter lange aus.

Außerdem hat so ein Training einen weiteren entscheidenden Effekt: Ihr Aussehen verändert sich positiv. Regelmäßig Sport, und Ihre Art, sich zu bewegen, wird sich verbessern, überschüssiges Fett wird reduziert und das Bindegewebe gestrafft. Untrainierte Muskeln erzeugen eine schlaffe äußere Erscheinung. Alles folgt der Schwerkraft und strebt nach unten. Wird Ihr Körper gekräftigt, verbessert sich dadurch auch Ihre Körperhaltung. Die Folge: Ihr neu erstarkter Rücken und die Bauchmuskulatur stützen die Wirbelsäule. Und das kann man sehen. Kurz: Sie erarbeiten sich eine positive Ausstrahlung.

Doch auch, wenn Sie bereits rank und schlank sind, sollten Sie sich etwas Zeit für

Ihre Fitness nehmen. Erfahrungsgemäß haben es jene Mütter besonders schwer, sich zu motivieren, denn optisch ist alles bestens. Die Kleidung passt längst wieder und Freunde und Verwandte staunen über die hübsche, schlanke Mami. Aber »schlank« bedeutet nicht unbedingt gleich »fit«. Rückenschmerzen, Verspannungen im Nackenbereich, Kraftlosigkeit, Ungeduld, innere Instabilität – all diese Symptome kennen Frauen nach der Geburt, unabhängig von der Anzeige ihrer Waage. Wenn ich von Fitness spreche, meine ich also einen Leistungszustand, der sowohl Ihren Körper als auch Ihre mentale Verfassung betrifft. Gezielte Bewegung kann Ihnen helfen, Ihre Leistungsfähigkeit dauerhaft zu halten und zu verbessern, indem körperliche Defizite ausgeglichen werden. Und sie stärkt sogar Ihre Nerven!

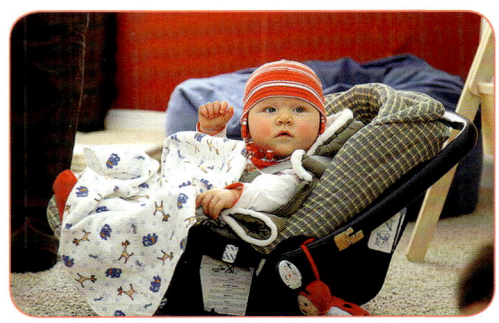

Dieses Buch wird Ihnen helfen, Kraft zu sammeln für Ihre neue Rolle als Mutter, ohne den Zeigefinger zu erheben und unnötig Druck aufzubauen. Ich weiß, wie Sie sich fühlen. An manchen Tagen war auch ich so wahnsinnig müde. Meine Tochter wollte wieder die ganze Nacht alle zwei Stunden gestillt werden, mein Dreijähriger hat dann gegen 5:30 Uhr verkündet, ihm sei jetzt langweilig und ich möge doch endlich mit ihm die versprochene Lego-Garage für seine Autos bauen. Mein Mann war anscheinend taub und schlief den Schlaf der Gerechten. An diesen Tagen hätte ich am liebsten geschrien: »Mir doch egal!« und mich wieder in meinem kuscheligen Bett umgedreht, Kissen über den Kopf und einfach mal ausgeschlafen. Die Tage, an denen das ging, kann ich an einer Hand abzählen. Stattdessen war ich den ganzen Tag unsäglich faul und habe nur das Nötigste gemacht, bummelte im Pyjama durch den Vormittag, duschte erst gegen Mittag, gerade noch rechtzeitig, um meinen Großen wieder aus der Kita zu holen und bin schließlich mit ihm nach dem Sandmann wieder ins Bett. Ich dachte, auch nach hundertjährigem Dornröschenschlaf werde ich dieses Schlafdefizit nicht wieder aufholen können.

Aber es gab auch jene Tage, an denen ich nicht so einfach faul sein konnte. Zum Beispiel, wenn mein Mann auf Dienstreise und ich auf mich alleine gestellt war oder wichtige Termine meinen Tagesablauf vorgaben. Dann hieß es: Nicht jammern! Ab unter die Dusche, den Großen selbst in den Kindergarten bringen und raus an die frische Luft mit meinem Baby. Und glauben Sie mir, auch wenn mir die Augenringe bis zu den Kniekehlen reichten, es hat jedes Mal Wunder gewirkt. Nicht nur, dass mein Baby weniger quengelte und wir wahnsinnig viel erledigen konnten, was sich schon super anfühlte, auch die frische Luft, die Bewegung, all das war eine Wohltat für meine Seele und schon war alles nur noch halb so schlimm.

Natürlich scheint an manchen Tagen die Schwerkraft besonders ausgeprägt – die Augenlider ziehen permanent nach unten, jede Sitzmöglichkeit wird freudig wahrgenommen und in der Horizontalen ist es am schönsten. Doch immer, wenn es mir gelang, dagegen anzugehen, zog eine Aktivität die nächste nach sich. Und »schwupp die wupp« war die Wäsche erledigt, die Wohnung grundgereinigt, 30 Minuten Sport absolviert und ich geduscht, überglücklich und bereit, die Welt zu verbessern. Oder wenigstens meinen Mikrokosmos. Denn so ausgeglichen war ich natürlich meinen Kindern eine viel aufmerksamere und geduldigere Mutter und auch mein Mann traute sich (vorerst) wieder in die »Höhle des Löwen«.

Der erste Schritt ist immer der schwerste. Der aus dem warmen Bett genauso, wie der zur ersten Sportübung. Danach wird es immer leichter. Mit KnuddelFit haben Sie hier die Chance, einen sanften und spielerischen Einstieg in ein Fitnessprogramm zu finden. Sportlich fundiert werden Ihnen anschaulich und auch für Ungeübte nachvollziehbare Fitnessübungen mit verschiedenen Schwierigkeitsgraden vorgestellt, die Sie gemeinsam mit Ihrem Baby durchführen können. Überall und jederzeit.

Durch das stetig zunehmende Eigengewicht Ihres Babys wird gezielt Ihre Muskelkraft gestärkt. Aber keine Sorge, Sie werden keine Muskelberge à la Arnold Schwarzenegger aufbauen, aber immerhin so fit werden, dass Ihre Fettverbrennung angekurbelt wird. Denn Fett kann man nicht wegschwitzen, wegrubbeln oder -massieren. Wenn Sie aber damit beginnen, Ihre Muskulatur sanft zu kräftigen, erarbeiten Sie sich Ihren ganz persönlichen Fettverbrennungsmotor. Denn nur Muskeln sind in der Lage, die entsprechenden Pölsterchen schmelzen zu lassen und das sogar noch lange nach dem eigentlichen Training. Selbst am nächsten Morgen, wenn Sie die nasse Wäsche aufhängen, Treppen steigen, den Müll wegbringen oder zum Bäcker gehen. Mit Ihrer neu gewonnenen Muskelmasse verbrauchen Sie nämlich tagtäglich mehr Energie und damit auch mehr Kalorien. Es erhöht sich also Ihr täglicher Kalorienverbrauch. Wenn Sie dies nicht als Freifahrtsschein zur nächsten Frittenbude betrachten, sondern sich bewusst ernähren, heißt es schon bald: Bye, bye ihr Kilos und Hello 90-60-90. Das ist doch fantastisch, oder?

> ▶ **ÜBRIGENS**
>
> **Bauchübungen haben keinen Einfluss auf das Fett am Bauch. Wo sich das Fett anlagert, ist genetisch und hormonell bedingt. Trainieren Sie stattdessen möglichst große Muskelgruppen – wie Rücken und Oberschenkel –, und steigern Sie dadurch Ihren Kalorienverbrauch, dann verschwinden sicher auch bald die Rettungsringe.**

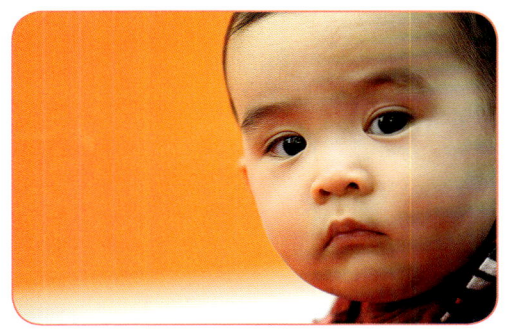

VORBEREITUNG IST ALLES

Wir haben die Übungen so konzipiert, dass Sie theoretisch sofort loslegen können. Was Sie brauchen, ist daher nur einigermaßen bequeme Kleidung, damit Sie die Bewegungen ausführen können, ohne dass es irgendwo zwickt und zwackt oder Sie sich etwa durch zu enge Hosen eingeschränkt fühlen. Darüber hinaus sollten Sie auch auf scheinbar nebensächliche Dinge achten. So empfiehlt es sich bei längeren Haaren, diese unbedingt nach hinten zusammenzubinden. Das hört sich vielleicht sehr banal an, macht sich aber spätestens dann bezahlt, wenn Ihr Baby zugreifen kann und »nur« den Zopf erwischt, statt ständig einzelne Haare auszureißen. Denken Sie auch immer daran, ausreichend zu trinken. Das ist vor allem für die stillenden Mütter unter Ihnen sehr wichtig.

Wir haben für Sie alltagsnahe Bewegungen zusammengestellt, die Sie leicht mit Ihrem Kind umsetzen können. Einige Übungen werden Ihnen aus Fitness-, Yoga-, Pilates- oder Rückbildungskursen bekannt vorkommen. Und das ist auch gut so. So können Sie sicher an die Durchführung schreiten und die Förderspiele mit Ihrem Kind einbauen (siehe auch Seite 120). Andere Übungen sind vielleicht neu, können aber leicht erlernt werden. Hauptsache, Sie und Ihr Baby haben Spaß und bleiben dran. Ich weiß aus eigener Erfahrung, wie schwierig es ist, diszipliniert zu bleiben und sich die Zeit für Sport zu nehmen. Ich hoffe, wir können Ihnen Varianten aufzeigen, wie Sie sanft wieder fit werden und Kraft sammeln für Ihren neuen Alltag. Nichts muss – alles kann. Sie werden sich besser fühlen. Ganz sicher! Natürlich finden Sie auch Übungen für Ihren Beckenboden. Denn der sollte auch über die Rückbildungsgymnastik hinaus weiterhin regelmäßig in Ihr Sportprogramm eingebunden werden.

> ► **MILCHMENGE**
>
> Wie viel Milch Sie produzieren, ist nicht nur abhängig von der Menge an Flüssigkeit, die Sie zu sich nehmen, sondern auch von der Dauer und Intensität des Stillens. Sie geben durch das Stillen eine große Menge Flüssigkeit an Ihr Baby ab. Trinken Sie zu wenig, kann sich das negativ auf Ihren Kreislauf auswirken. Daher ist es auch ohne sportliche Betätigung wichtig, reichlich Flüssigkeit zu sich zu nehmen. Am besten eignen sich entsprechende Tees, Säfte, Saftschorlen oder natürlich stilles Wasser.

Achten Sie außerdem auf einen sicheren Stand. Ich habe immer meine Yogamatte als Unterlage genommen. Sie sollten sich ganz auf die Übung konzentrieren können und nicht ständig Ihre Wollsocken auf dem Parkettboden justieren müssen.

Auch wenn Sie mit KnuddelFit kein Bodybuilding-Programm absolvieren, trainieren Sie dennoch Ihre Muskulatur und sollten daher, wenn es Ihre Zeit erlaubt, drei bis fünf Minuten für die Erwärmung nutzen. Dafür eignet sich beispielsweise die Übung *Warm up* (siehe Seite 100), für die Sie nicht unbedingt das Tragesystem anschnallen müssen. Halten Sie stattdessen Ihr Baby einfach in den Armen. Nicht nur Ihre Muskeln und Gelenke werden auf das kommende Training eingestimmt und der Kreislauf wird hochgefahren, auch für Sie und Ihr Baby ist die kurze Erwärmung jedes Mal eine mentale Einstellung auf das folgende Programm.

VORBEREITUNG

▶ **Haare zusammenbinden**
▶ **Rutschfester Stand**
▶ **Bequeme Kleidung**
▶ **Erwärmung**

AUF LOS GEHT'S LOS!

Trainieren Sie jeden Tag. Das mag vielleicht viel klingen. Wenn Sie das Pensum Ihres Fitnesstests anfangs noch nicht schaffen,

dann beginnen Sie zunächst mit zwei bis drei Übungen pro Tag. Die werden Sie sicherlich konsequenter durchführen können, als wenn Sie sich vornehmen, zweimal pro Woche intensiv zu trainieren. Um KnuddelFit effektiv in Ihren Alltag einzubinden, reicht das nicht aus. Zwei Tage sind zu unverbindlich und können ständig zugunsten angeblich wichtigerer Dinge verschoben werden. Und hoppla-hopp beginnt eine neue Woche, ohne dass Sie tatsächlich trainiert haben. Also lieber kurz und konstant trainieren als »theoretisch« länger und »eventuell« zwei- bis dreimal die Woche. Sobald Sie sich an diesen Rhythmus gewöhnt haben, können Sie dann Ihr Training nach den Gruppen-Empfehlungen des KnuddelFit-Tests ausrichten.

Wenn Sie sicher sind, dass es Ihrem Baby gut geht, es bequem und sicher positioniert ist, dann konzentrieren Sie sich ganz auf Ihren Körper. Denken Sie besonders an:

Atmung

Achten Sie auf Ihre Atemtechnik, dann sind die Übungen besonders effektiv. Atmen Sie bei Anstrengung aus und bei Erholung ein. Atmen Sie regelmäßig und tief ein und aus, auch, wenn es anstrengend wird: Halten Sie auf keinen Fall die Luft an!

Grundspannung

Führen Sie die Übungen mit einer gewissen Grundspannung durch. Bevor Sie beginnen, versuchen Sie, Ihren ganzen Körper zu straffen – auch den Beckenboden. So starten Sie in ein intensiveres und damit auch effektiveres Training.

Haltung

Kontrollieren Sie so oft es geht Ihre Haltung. Ist die Übung korrekt durchgeführt? Sind die Schultern tief? Ist der Hals lang und gerade? Ist die Brust aufrecht? Belasten Sie beide Füße gleichmäßig? Achten Sie auf Ihre Gelenke. Nach der Schwangerschaft sollten Sie besonders gelenkschonend trainieren. Das heißt: Bei Belastung bleiben die Knie leicht gebeugt. Auch die Arme werden nicht komplett durchgestreckt.

Durchführung

Versuchen Sie, die Bewegungen eher langsamer als schneller zu machen. Orientieren Sie sich bei der Anzahl der Übungen und Durchgänge möglichst schnell an dem Ergebnis Ihres Fitnesstests. Bitte verwechseln Sie nicht »Wiederholung« und »Durchgang«. Wiederholungszahlen geben an, wie oft eine Bewegung gemacht werden soll, dann folgt eine kurze Pause, und Sie beginnen darauf einen neuen »Durchgang« (auch »Satz« genannt). Beispiel: Sie machen acht Liegestütze, kurz Pause und anschließend noch einmal acht Liegestütze. Das wären dann zwei Sätze mit je acht Wiederholungen.

Kein falscher Ehrgeiz!

Wenn Ihre Muskulatur für die angegebenen Wiederholungszahlen noch nicht kräftig genug ist und Sie die Übungen nicht mehr korrekt ausführen können, machen Sie lieber eine Pause. Ansonsten würden Sie nicht mehr optimal trainieren, und das wäre doch wirklich schade um die investierte Zeit! Bei den Übungen, in denen Ihr Kleines in Bauchlage mitturnt, sollten Sie es viel loben. Gerade in den ersten Monaten ist diese Lage für viele Babys sehr anstrengend (siehe Seite 20) und wenn niemand sagt, wie toll man das macht, dann kann dem fröhlichsten Wonneproppen schnell die Lust vergehen. Hatte Ihr Baby nach der Geburt mit Blockaden zu kämpfen, eine Lieblingsseite oder andere Beschwerden? Sie kennen Ihr Baby am besten. Achten Sie auf seine Signale, und reagieren Sie entsprechend. So bleibt die Trainingseinheit für Sie beide ein wunderbarer Moment zu zweit.

Sobald Ihnen die Übungen leichterfallen, sollten Sie das Buch nicht gleich beiseitelegen. Steigern Sie stattdessen Ihr Trainingsvolumen, indem Sie die Anzahl der Übungen erhöhen, bis zu drei Durchgänge absolvieren oder die Wiederholungszahl der einzelnen Übungen anheben. Selbstverständlich sind auch die fünf Rubriken nur Vorschläge. Natürlich dürfen Sie die Übungen so kombinieren, wie es am besten zu Ihnen, Ihrem Trainingsziel bzw. Ihrem Alltag passt.

> ► **KLEINER TIPP**
>
> Vor allem, wenn es besonders schweißtreibend ist oder Ihnen gar keinen Spaß mehr macht, sollten Sie lächeln. Das hilft sofort über einen Tiefpunkt hinweg und motiviert nicht nur Sie, sondern auch Ihr Baby. Ein verbissener Blick würde es dagegen verängstigen oder verunsichern. Aber wenn Sie lächeln, macht Ihr Baby sofort mit, und schon schaffen Sie gleich noch einmal fünf Wiederholungen.

Wie knuddelFit Sie letzten Endes werden, entscheiden Sie selbst. Ich zeige Ihnen, was mir geholfen und meinen Kindern viel Spaß gemacht hat.

Sie können ab sechs Wochen nach der Geburt mit KnuddelFit loslegen. Sollten Sie unsicher sein, sprechen Sie vorher mit Ihrer Hebamme oder Ihrem Arzt.

BESONDERS ZU BEACHTEN

► **Langsame Bewegungen**
► **Bei Anstrengung aus- und bei Erholung einatmen**
► **Halten Sie nicht den Atem an**
► **Trinken Sie ausreichend**
► **LÄCHELN**

Und zum Schluss: Motivation in Stichpunkten

PRÄVENTION UND REHABILITATION

► Prophylaxe von Thrombosen
► Vorbeugung von Rückenbeschwerden und Haltungsschäden
► Erhalt und Verbesserung der Leistungsfähigkeit
► Muskeln, Bänder und Knochen werden gestärkt
► Förderung der Rückbildungsprozesse
► Förderung des venösen Rückstromes
► Stabilisierung und Stärkung besonders beanspruchter Muskelgruppen
► Aktivierung des Herz-Kreislauf-Systems und Mobilisierung des Stoffwechsels
► Stärkung des Immunsystems

KÖRPERFORMUNG

► Straffung des Gewebes
► Aufbau und Straffung der Muskulatur
► Unterstützung der Körperfettreduktion und somit der Gewichtsreduktion
► Gesunde Gewichtsregulation

PSYCHISCHE EFFEKTE

► Entspannung und Regeneration
► Entwicklung und Verbesserung der Körperwahrnehmung
► Steigerung des Selbstbewusstseins und des Selbstwertgefühls
► Abbau von Stress und Anspannungen
► Positive Wirkung auf das Wohlbefinden

Das sagen Mütter

≫ Ich möchte zwar unbedingt Fitness machen, aber nach Hausarbeit, Kochen und dem ganzen Kram bin ich viel zu müde. Ich will wirklich was machen, bin aber froh, wenn ich abends wenigstens eine Stunde für mich habe und die Beine hochlegen kann. Ich meckere zwar immer, dass ich wieder fit werden will, aber es gibt immer etwas, was mich abhält oder das wichtiger ist. ≪

Vanessa, 23, ein Kind

≫ Ich bin mit drei Kindern fitter und schlanker denn je und kann jeder Frau nur raten, ein paar Stunden pro Woche ihrem Körper zu gönnen, das nützt letztlich der ganzen Familie. ≪

Marianne, 36, drei Kinder

≫ Nach dem Wochenbett war ich zwar zweimal die Woche im Fitnessstudio, aber eigentlich nur, damit ich mal eine Stunde das Gequäke nicht höre ... SCHLANK IM SCHLAF wär mir lieber gewesen. ≪

Sandra, 36, ein Kind

≫ Einige Wochen nach der Entbindung fuhr ich mit dem Auto zum Kindergarten, um meinen Großen abzuholen und stellte erschrocken fest, dass mein ausgeleierter Bauch über den Gürtel meiner Jeans hing. Eigentlich fühle ich mich wieder so schlank wie vor meinen beiden Schwangerschaften. Aber scheinbar gilt das nur im Stehen! ≪

Maria, 32, zwei Kinder

≫ Eigentlich fühle ich mich ganz wohl in meiner Haut. Alles halb so wild, schließlich habe ich auch schon zwei Kinder zur Welt gebracht. Aber wenn ich nackt vor dem Spiegel stehe, erlischt das gute Gefühl ganz schnell. Die Rückbildung hat mir immer sehr gutgetan, da hab ich endlich mal wieder etwas für mich getan. ≪

Aleks, 34, zwei Kinder

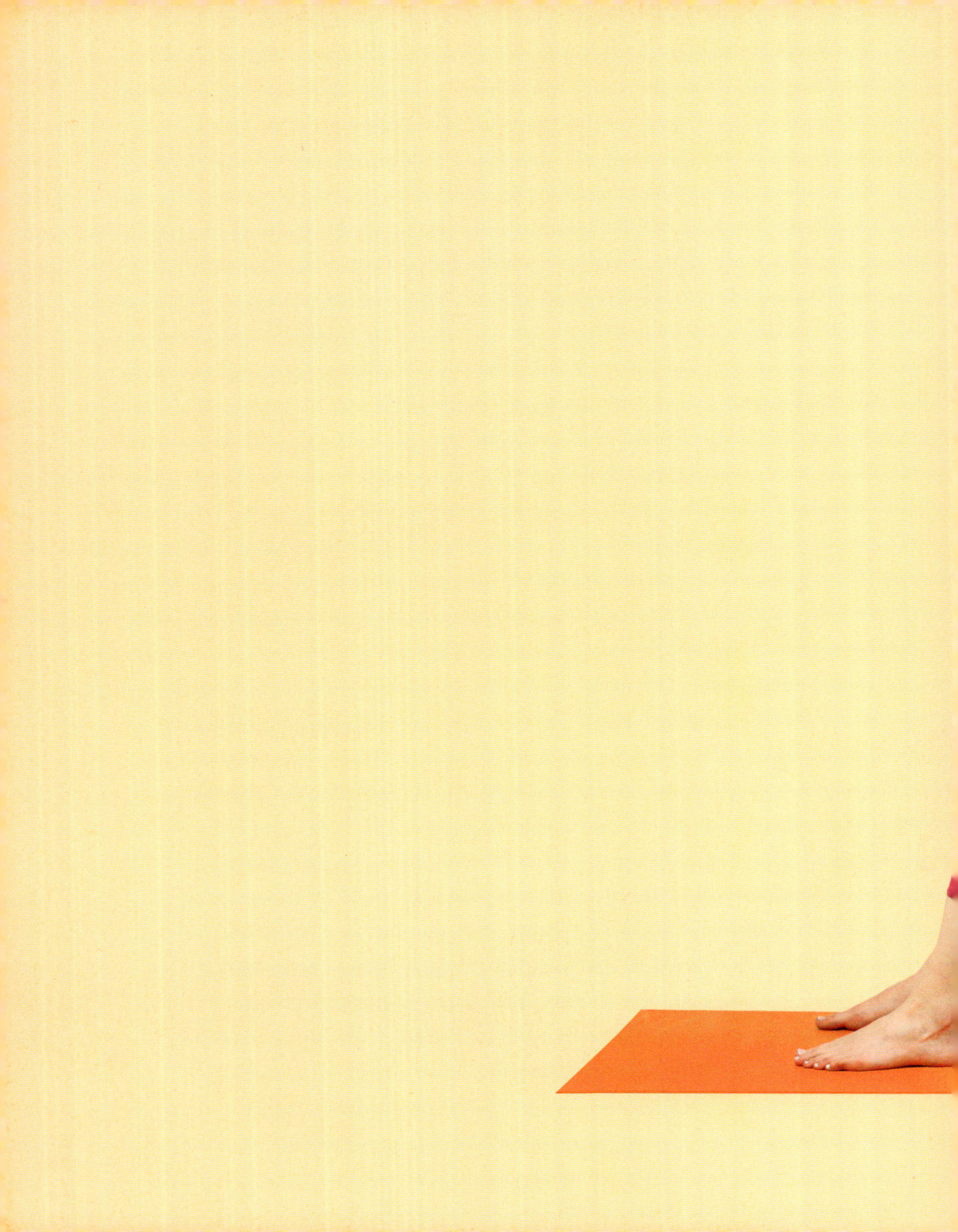

BECKENBODEN

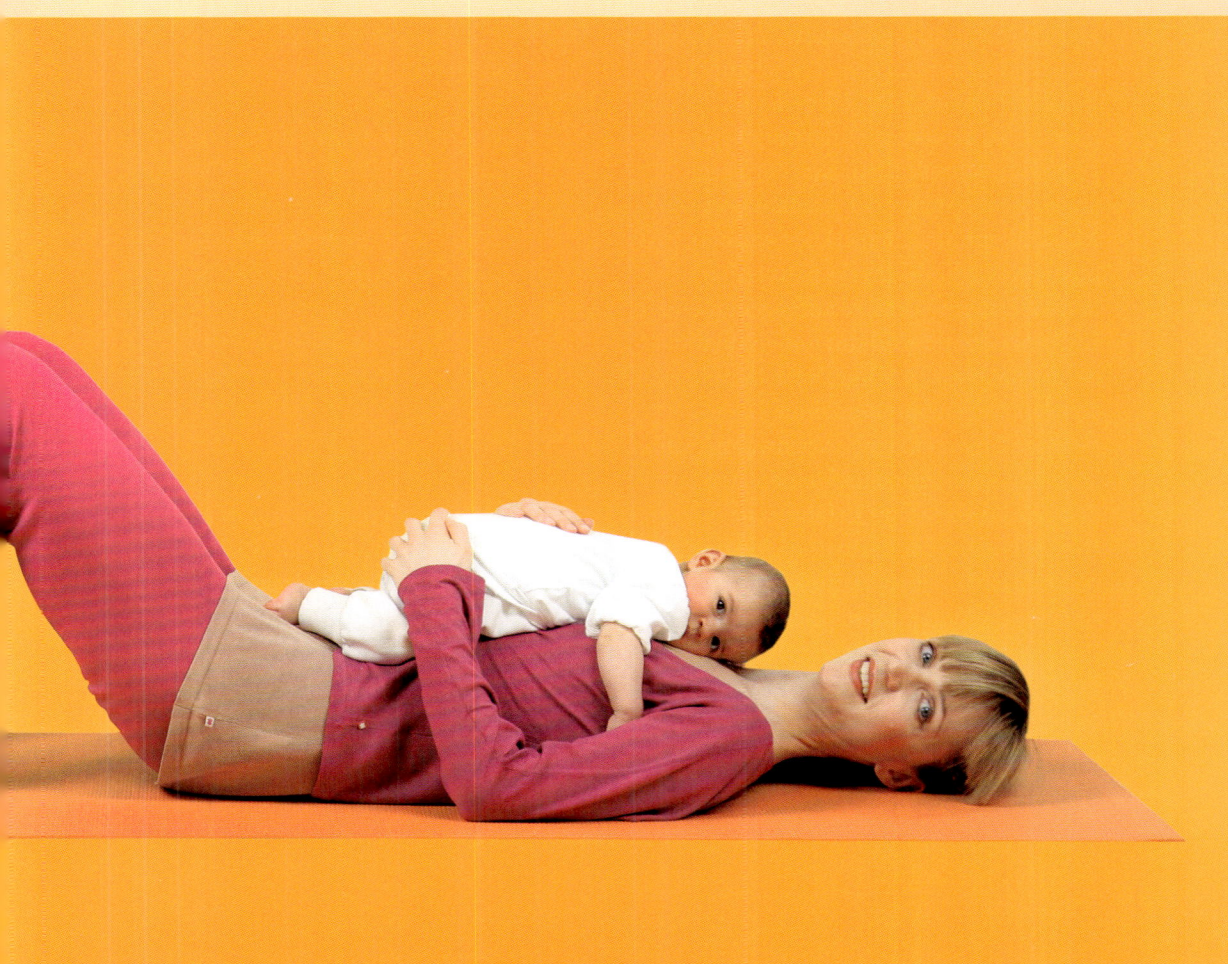

DARF ICH VORSTELLEN: IHR BECKENBODEN

Der Beckenboden ist wohl eine der unprominentesten Muskelgruppen. Jede von uns hat sicherlich irgendwann in ihrem Leben einen Fitnesskurs besucht und weiß auch ohne Medizinstudium in etwa, welche Muskelgruppen sie ihrer Wunschfigur ein Stück näher bringen. Mir ging es ähnlich. Und so hatte ich vor meiner ersten Schwangerschaft – wie die meisten Frauen – noch nie von der Beckenbodenmuskulatur gehört. Inzwischen kenne ich von Ärzten, Hebammen und Kursleitern die verschiedensten Definitionen und anschaulichsten Beschreibungen. Ob Hängematte, Schüssel oder Netz, zwinkern, Gras pflücken oder Fahrstuhl fahren: Egal, welcher Vergleich angebracht wurde oder wie fantasievoll die Muskelkontraktionen erklärt wurden, nach meinem Rückbildungskurs habe ich trotzdem alle guten Vorsätze aufgegeben und die Beckenbodenmuskulatur zunehmend wieder vernachlässigt. Ganz nach dem Motto: aus den Augen, aus dem Sinn.

Während meiner zweiten Schwangerschaft las ich in einer Zeitschrift einen Artikel, in dem die Autorin ihre Erfahrungen mit dem Beckenboden schilderte und einen weiteren recht anschaulichen Vergleich anstellte. Er sei wie eine Waschmaschine. Immer vorhanden, immer in Gebrauch und so selbstverständlich, dass ihre Existenz gar nicht mehr infrage gestellt wird, geschweige denn, irgendwelche Wartungsarbeiten vorgenommen würden. Doch geht sie eines Tages kaputt oder läuft aus, bricht eine Welt zusammen. Kommt Ihnen das irgendwie bekannt vor? Der Beckenboden war immer da und hat uns gute Dienste geleistet. Wie es sich anfühlt, wenn er »defekt« ist, merken wir spätestens nach der Geburt. Und das mit aller Härte. Die Autorin hat zwar nach der Entbindung wieder ihr Fitnessprogramm aufgenommen, sich dabei aber hauptsächlich um jene Muskeln gekümmert, denen das Training auch anzusehen ist. Schließlich war es ihr Sohn, der ihr beim gemeinsamen Toben auf dem Trampolin fröhlich zurief, sie habe »Pipi« in die Hose gemacht. Super peinlich, aber dafür sehr effektiv. Zu diesem Zeitpunkt hatte ich mir vorgenommen: Beim zweiten Kind wird alles anders! Diesmal wird der Beckenboden konsequent und dauerhaft trainiert. In der Praxis war das natürlich auch nach Kind Nummer zwei nicht so einfach, aber ich wollte unbeschwert mit meinem großen Sohn toben können – ohne peinliche Zwischenfälle.

WER ODER WAS IST DER BECKENBODEN?

Der Beckenboden ist ein komplexes Gefüge mehrerer kleiner Muskeln. Er gehört zu den wichtigsten Muskelgruppen des ganzen Körpers und sollte unbedingt einen Platz in der Reihe der »trainierenswerten« Muskeln wie Bauch, Beine oder Rücken einnehmen. Ihr Beckenboden verschließt das Becken nach unten und besteht aus drei Muskelschichten, die in verschiedene Richtungen ziehen und von vorn (Schambein) nach hinten (Sitzbeinhöcker, Steißbein) und von rechts nach links (seitliches Becken, Hüftgelenk) verlaufen. Blase, Gebärmutter und Enddarm werden so in ihrer Position gehalten und die Schließmuskeln von After, Scheide und Harnröhre kontrolliert. Ich sagte doch: Er gehört zu den wichtigsten Muskelgruppen! Den ganzen Tag müssen diese Muskeln gegen die Schwerkraft ankämpfen und dafür sorgen, dass nichts unwillkürlich unseren Körper verlässt.

Ist die Beckenbodenmuskulatur geschwächt oder verletzt, wie es nach der Entbindung der Fall ist, kann sie diese Aufgabe nicht mehr richtig wahrnehmen. Mediziner sprechen dann von Senkungsbeschwerden. Kaum verlassen Sie das Wochenbett, haben Sie das Gefühl, unten etwas zu verlieren. Es fehlt einfach an Halt.

Viele Frauen leiden zusätzlich unter einer sogenannten Stressinkontinenz. Sie verlieren beim Husten, Niesen, Lachen oder bei körperlicher Anstrengung ein paar Tröpfchen Urin. Aber auch Rückenbeschwerden, ein Gefühl der Instabilität oder ein unbefriedigendes Sexualleben können Anzeichen für einen geschwächten Beckenboden sein. Ein kräftiger und beweglicher Beckenboden unterstützt die gesamte Rückenmuskulatur, die Organe im Bauch, die Schultern, Arme und: Die Beckenbodenmuskeln sind wichtig für ein aktives und lustvolles Liebesleben, sowohl für Sie als auch für Ihren Partner.

Doch keine Panik! Wir haben Glück, denn der Beckenboden funktioniert nach dem gleichen Prinzip wie alle anderen Muskeln unseres Körpers: Sie können durch Übung gekräftigt werden. Man muss es nur machen. Ansonsten gilt der Grundsatz: »Use it or loose it.«

WO BITTE GEHT'S HIER ZUM BECKENBODEN?

Leider haben viele Frauen gar kein oder nur ein geringes Gefühl für ihren Beckenboden. Häufig wissen sie gar nicht, wie sie ihn willkürlich anspannen können. Sie kneifen nur die Pobacken zusammen und meinen, es sei der Beckenboden. Erkennen Sie sich wieder? Hier ist ein kleiner Wegweiser in das unbekannte Reich der Beckenbodenmuskulatur:

Versuchen Sie doch mal beim nächsten Toilettengang den Urinstrahl zu unterbrechen. Wenn es funktioniert, war das nur mithilfe der Beckenbodenmuskulatur möglich. Sie verschließen alle unteren »Ausgänge« mit dem Gefühl, Sie müssten Ihr Inneres zusammen- und hochziehen. Manche Frauen spüren dabei die Muskeln der Scheide stärker, andere die Schließmuskeln am Po. Machen Sie sich darüber keine Gedanken, Hauptsache Sie spüren, dass sich irgendwo in diesem Bereich Ihre inneren Muskeln bewegen bzw. anspannen, zusammenpressen oder hochziehen. Nach der Geburt ist das jedoch gar nicht so einfach. Noch schwieriger wird es, die Muskeln zusammen- und hochzuziehen, ohne:

▶ Ihren Bauch einzuziehen
▶ Ihre Beine zusammenzudrücken
▶ Ihre Pobacken zusammenzukneifen
▶ Ihren Atem anzuhalten.

Mit anderen Worten: Nur Ihre Beckenbodenmuskulatur sollte arbeiten.

Es gibt noch einen anderen Weg, dem Beckenboden auf die Spur zu kommen. Er ist etwas intimer, allerdings auch sehr effektiv. Legen Sie dafür einen Finger in den Scheideneingang, und spannen Sie die Muskulatur an. Sollte dabei ein leichter Druck von allen Seiten auf den Finger spürbar sein, ist Ihre Beckenbodenmuskulatur bereits gut trainiert. Seien Sie nicht enttäuscht, wenn es stattdessen nur leicht zuckt. Es ist immerhin ein Zeichen, dass Ihre Muskulatur überhaupt reagiert. Damit aus dem Zucken ein länger andauernder Druck wird, haben Sie nur eine Möglichkeit: trainieren.

SO TRAINIEREN SIE RICHTIG

▶ Konzentrieren Sie sich, und lassen Sie bewusst alle anderen Muskeln entspannt, während Sie den Beckenboden trainieren. Achten Sie darauf, dass Bauch, Po und Oberschenkel möglichst weich bleiben.

▶ Atmen Sie weiter, während Sie versuchen, die Spannung zu halten.

▶ Üben Sie so oft wie möglich und am besten in verschiedenen Positionen. Beginnen Sie im Liegen, wenn das gut geht, versuchen Sie es im Sitzen und schließlich im Stehen. Sollte auch das irgendwann mühelos gelingen, gehen Sie ein oder zwei Schritte mit angespanntem Beckenboden und versuchen Sie, sich langsam zu steigern. Irgendwann können Sie den Kinderwagen schieben und dabei den Beckenboden trainieren, ohne dass jemand etwas davon bemerkt.

▶ Bleiben Sie geduldig, geben Sie nicht auf. Es dauert eine Weile, bis Sie einen deutlichen Erfolg wahrnehmen.

▶ Wenn Sie unsicher sind, holen Sie sich Rat bei Ihrer Frauenärztin oder Ihrem Frauenarzt, Ihrer Hebamme oder dem spezialisierten Physiotherapeuten.

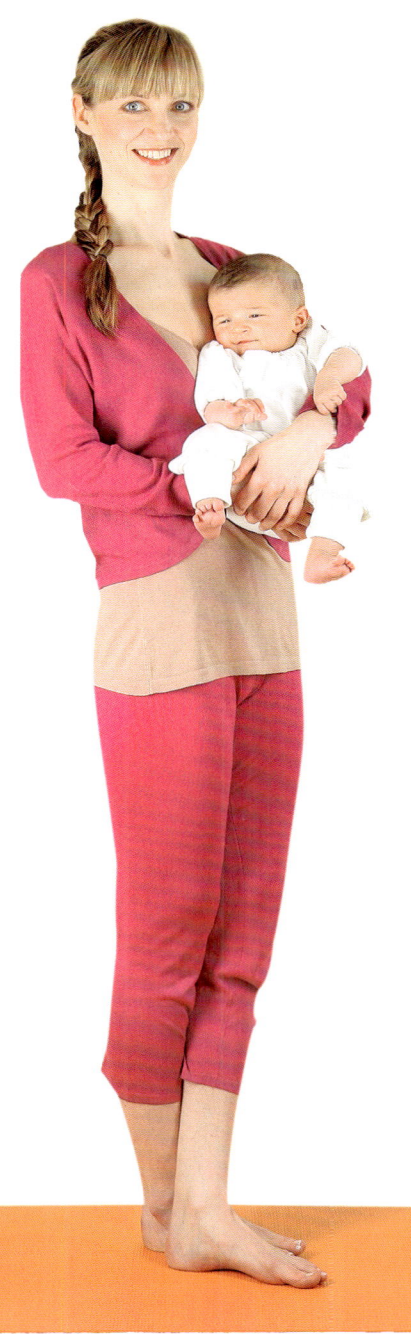

VIER BECKENBODEN-ÜBUNGEN

Wir haben vier verschiedene Übungen zusammengestellt, die Ihnen helfen, den Beckenboden wieder zu aktivieren. Eine im Liegen, zwei im Sitzen und eine im Stehen. So können Sie sich Schritt für Schritt steigern. Üben Sie zunächst in Ruhe und versuchen Sie, die Beckenbodenübungen zunehmend in Ihren Alltag zu integrieren. Da man die Kontraktionen von außen nicht sieht, können sie überall und zu jeder Zeit angewandt werden. Mir hat es sehr geholfen, feste Orte und Zeiten für mein Training festzulegen. Ansonsten hätte ich den Beckenboden in dem Moment, wo ich wieder selbst bestimmen konnte, wann und wo ich auf die Toilette gehe, schlicht und einfach wieder vergessen. Zum Beispiel: jeden Morgen im Bett, zweimal täglich beim Zähneputzen, an jeder roten Ampel usw.

Bei der ersten Beckenbodenübung sehen Sie zudem auch zwei verschiedene Positionen für Ihr Baby. Denn auch bei diesen Übungen können Sie Ihr Kleines gut integrieren. Sollte es allerdings mit unseren Vorschlägen nicht zufrieden sein, dann verändern Sie seine Position nach Ihren individuellen Bedürfnissen.

VARIANTE 1

So geht's: Sie liegen auf dem Rücken und atmen tief ein und aus. Mit dem nächsten Ausatmen ziehen Sie die Beckenbodenmuskulatur nach innen und oben. Halten Sie diese Spannung, während Sie Ihr Becken langsam nach oben und wieder zurückrollen. Zählen Sie bis 10, und versuchen Sie die Spannung während der Beckenbewegung zu halten. Absolvieren Sie 3 Durchgänge à 10 Sekunden, und steigern Sie sich langsam auf 20 Sekunden.

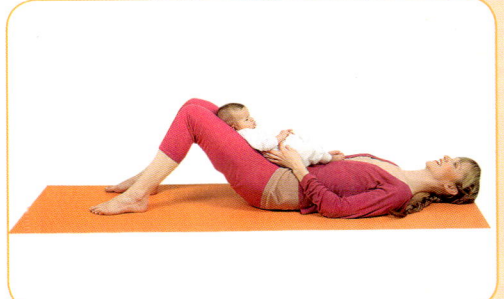

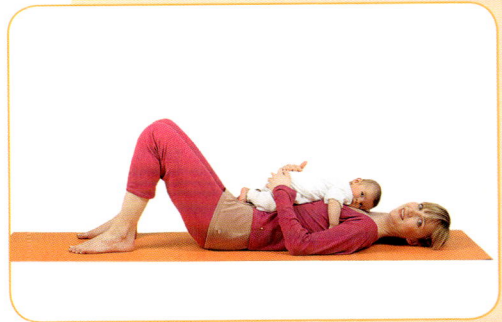

Konzentrierte kleine Bewegungen, ohne die Spannung zu verlieren – gar nicht so leicht am Anfang!

VARIANTE 2

So geht's: Sie sitzen auf Ihren Unterschenkeln, der Oberkörper ist gerade, die Schultern sind locker. Atmen Sie tief ein, und mit dem nächsten Ausatmen spannen Sie den Beckenboden an. Halten Sie diese Spannung, und bewegen Sie nun sanft Ihren Oberkörper vor und zurück. Zählen Sie bis 10, kommen Sie zur Ausgangsposition zurück, und lösen Sie die Spannung der Beckenbodenmuskulatur.

Wiederholungen: 3 bis 5

Bett, Bad, Küche & Co: Sie können diese Übung auch auf der vorderen Kante eines Stuhles durchführen.

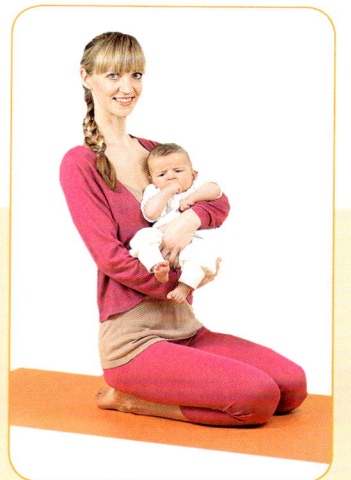 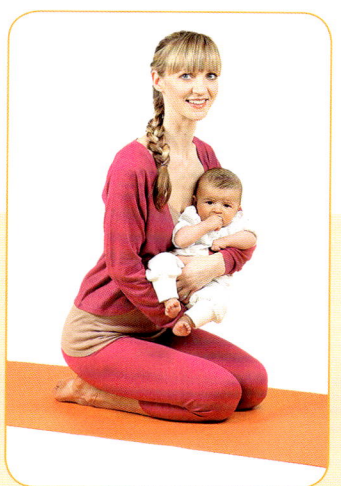 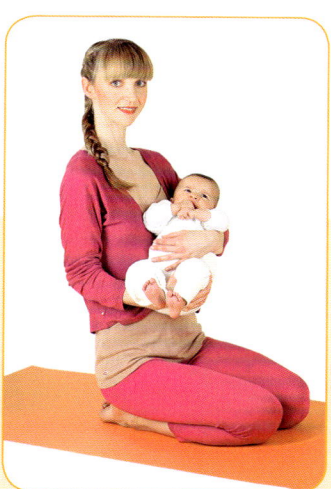

Der Oberkörper bleibt gerade, der Bauchnabel wird nach innen gezogen. Spannung halten.

VARIANTE 3

So geht's: Sie stehen und überkreuzen Ihre Beine. Schieben Sie das Becken leicht nach vorn, und ziehen Sie mit dem nächsten Ausatmen die Beckenbodenmuskulatur nach oben und innen. Halten Sie die Spannung. Nach 10 Sekunden langsam wieder loslassen und kurz entspannen. Absolvieren Sie 3 Durchgänge à 10 Sekunden, und steigern Sie sich langsam auf 20 Sekunden. Um zu kontrollieren, dass auch wirklich nur der Beckenboden angespannt ist und nicht etwa Ihr Po, können Sie zur Kontrolle eine Hand auf den Hintern legen.

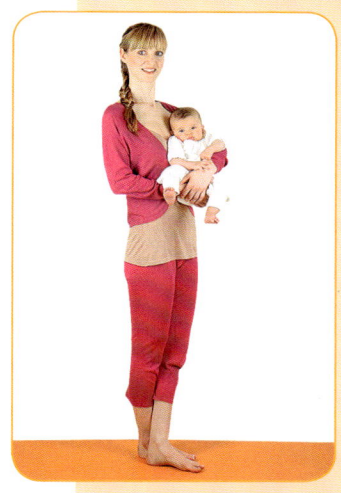

Spannung halten. Und zwar nur im Beckenboden und nicht etwa die Gesäßmuskulatur zu Hilfe nehmen.

VARIANTE 4

So geht's: Sie sitzen im Schneidersitz und halten den Rücken gerade. Jetzt die Beckenbodenmuskeln nach oben und innen ziehen. Die Muskeln so stark wie möglich anspannen, ohne dabei andere Muskelpartien mit zu beanspruchen. Halten Sie die Spannung für mindestens 10 Sekunden, und versuchen Sie, sich langsam zu steigern. Absolvieren Sie 3 Durchgänge à 10 Sekunden und steigern Sie sich langsam auf 20 Sekunden.

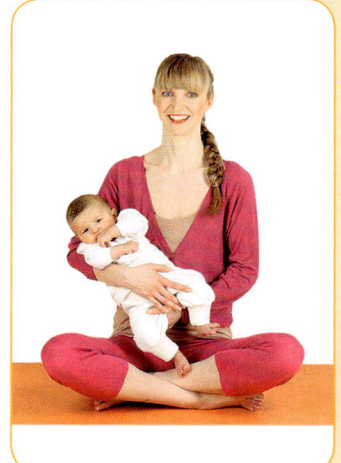

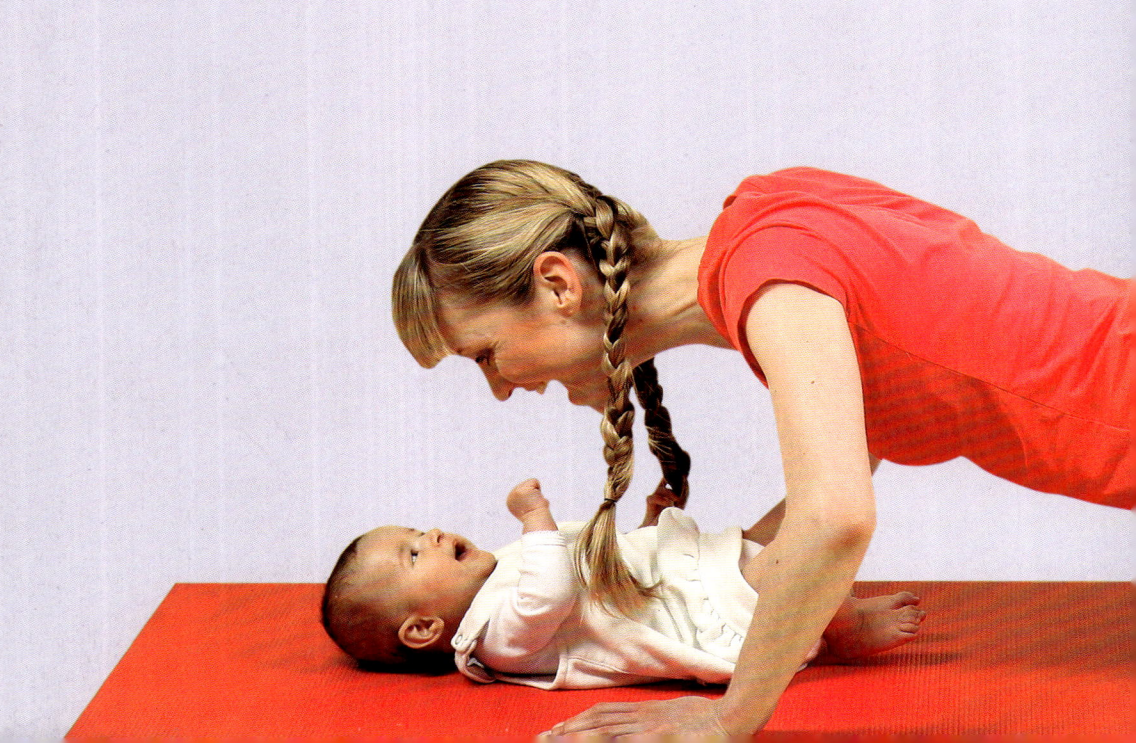

DAS BABY IST WACH UND GUT GELAUNT

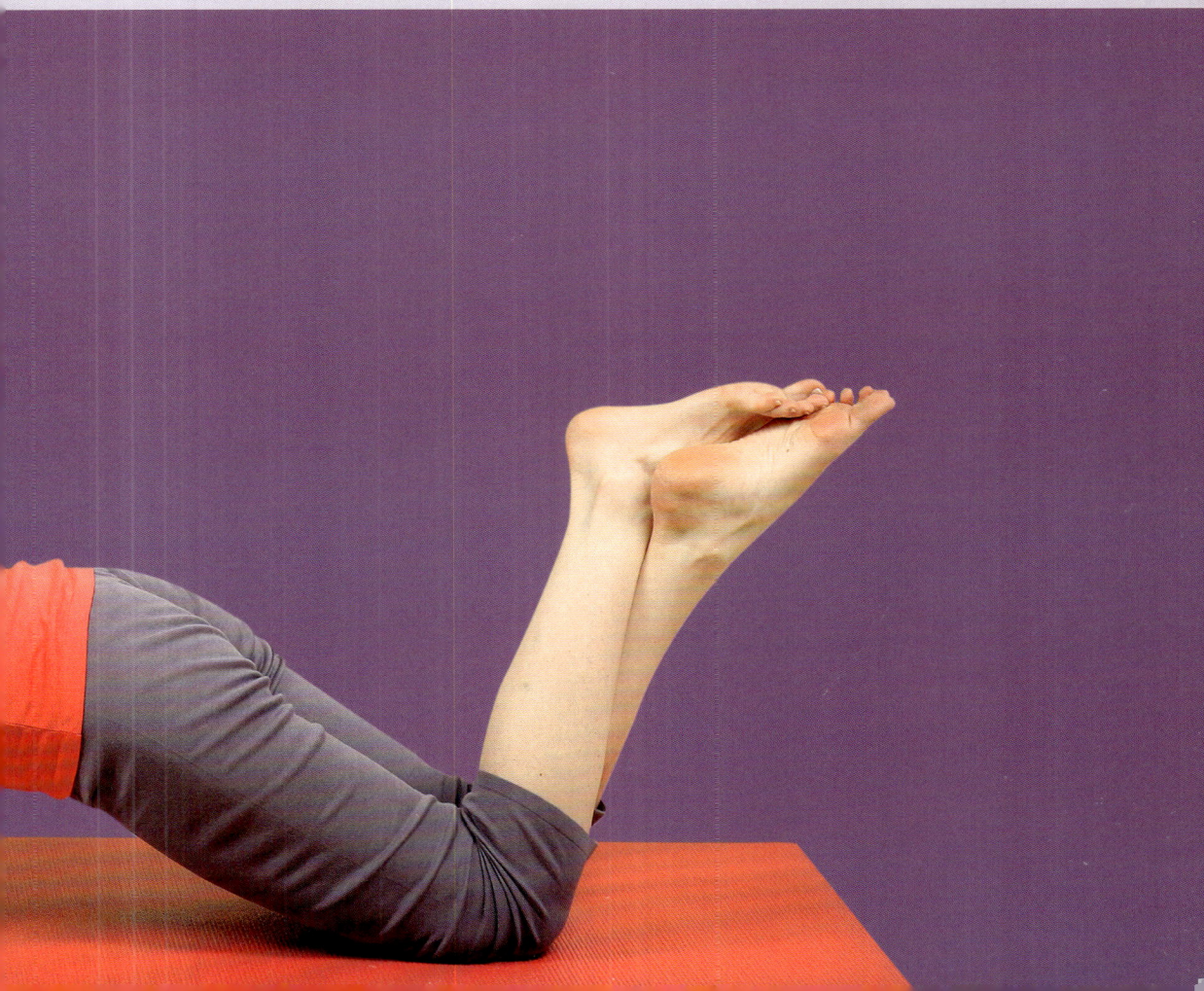

UND ACTION!

Bis ein Baby seine Wachphasen aktiv nutzt und sogar beginnt zu spielen, vergehen in der Regel vier bis sechs Monate nach der Geburt. Doch auch wenn es äußerlich teilnahmslos wirkt, saugt das Kind permanent auf, was in seinem Umfeld passiert, und verarbeitet es später im Schlaf. In diesem Kapitel finden Sie Übungen für die Wachphasen Ihres Kindes. Hier wird es zwar weniger in die jeweilige Übung integriert, als es bei den folgenden Übungsblöcken der Fall ist, allerdings wird Ihr Kind glücklich über die Nähe sein und gespannt beobachten, was Mami da Sonderbares treibt. Auf dem Rücken zu liegen und Ihnen bei Ihren Sporteinheiten zuzuschauen, reicht Ihrem Kind vollkommen. Teilweise können Sie es auch auf den Bauch legen, denn die Wachphasen eignen sich sehr gut, Ihr Kleines ebenfalls etwas »Sport« machen zu lassen. In der Bauchlage trainiert es seine Rücken-, Nacken- und Armmuskulatur und lernt schließ-

lich, sein Köpfchen immer länger zu halten. Aber beobachten Sie Ihr Baby. Die Bauchlage ist anfangs sehr schwer und kostet viel Mühe. Also loben Sie Ihren zukünftigen Olympioniken und erlösen ihn rechtzeitig für eine erholsame Pause. Um sich etwas mehr Zeit zu verschaffen, können Sie ihm auch ein Spielzeug in die Hand geben, allerdings besteht dabei die Gefahr, dass Sie zum »Spielball« Ihres Babys werden und mehr mit Rassel-wieder-Zurückbringen und -Zurechtrücken beschäftigt sind als mit Ihren Übungen. Lernen Sie die Übungen in diesem Kapitel in Ruhe kennen und schauen Sie, wie Sie beide damit am besten zurechtkommen. Dann werden Sie auch einen Weg finden, erfolgreich miteinander trainieren zu können. Alles, was Sie mit Freude machen, wird auch Ihr Kind begeistern.

KATZENBUCKEL-HUNDERÜCKEN

So geht's: Sie legen Ihr Baby an die Stirnseite Ihrer Gymnastikmatte. Anschließend gehen Sie in den Vierfüßlerstand. Sie beide können sich bequem anschauen. Jetzt wölben Sie den Rücken so weit es geht nach oben und schauen Richtung Becken. Das Kinn geht zur Brust, und Sie versuchen, Kopf und Becken möglichst nah aneinander zu bringen. Dies ist der Katzenbuckel. Nun gehen Sie wieder in die Ausgangsposition und in einer fließenden Bewegung weiter ins Hohlkreuz. Sie schauen zur Decke, legen den Kopf in den Nacken und kippen das Becken nach unten zur Matte. Das ist der Hunderücken. Halten Sie jede Position für einen tiefen Atemzug, und wechseln Sie anschließend wieder. Bei dieser Übung absolvieren Sie nur einen Durchgang, unabhängig vom Ergebnis Ihres Fitnesstests.

Wiederholungen: 10

Das bewirkt's: Dehnt die Rückenmuskulatur und lockert den verspannten Rücken- und Beckenbereich.

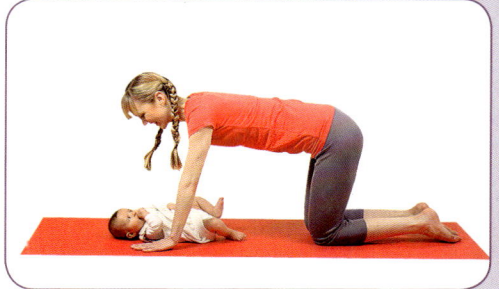
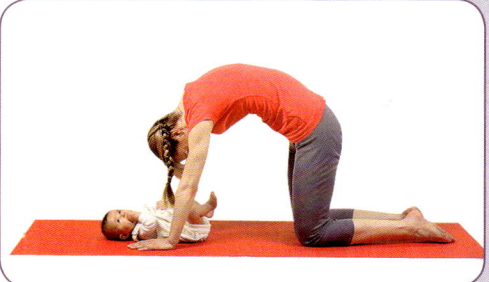
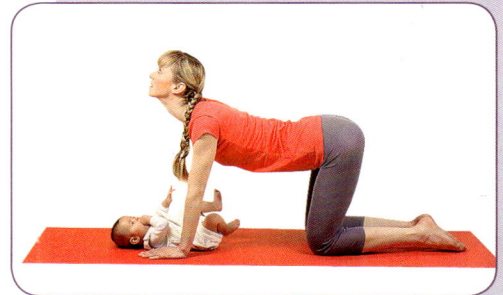
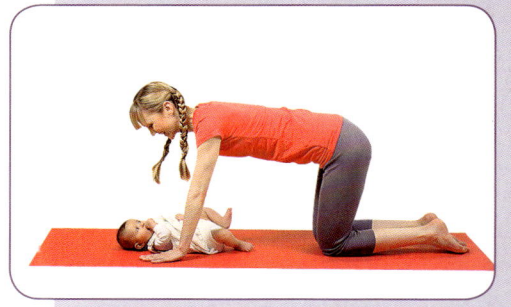

NACKENDEHNUNG

So geht's: Setzen Sie sich in einer, dem Schneidersitz ähnlichen Position auf die Matte. Ihre Beine sind dabei jedoch nicht gekreuzt, sondern die Fußsohlen liegen aneinander. In diese weiche Wölbung legen Sie das Köpfchen Ihres Babys, seine Füße ruhen in Ihrem Schoß. So liegt es sicher während der nächsten Übung. Neigen Sie jetzt den Kopf nach rechts. Legen Sie die rechte Hand auf die linke Kopfseite und verstärken Sie leicht den Druck. Den linken Arm strecken Sie nach unten. Halten Sie diese Position 15 Sekunden und wechseln Sie anschließend die Seite. Während der Dehnung bleiben die Schultern unten und sind locker. Ihr Hals ist lang und nicht verdreht. Bei dieser Übung absolvieren Sie nur einen Durchgang, unabhängig vom Ergebnis Ihres Fitnesstests.

Dauer: 15 Sekunden jede Seite

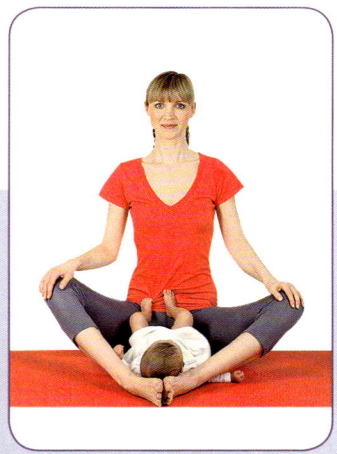 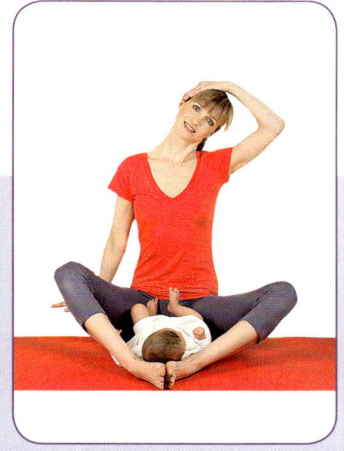

Aufrechte Sitzhaltung, lockere Schultern und ein gerader Hals. Mit der Hand sanften Druck ausüben, aber nicht am Kopf ziehen.

Das bewirkt's: Der angespannte und ver-krampfte Nackenbereich wird angenehm gedehnt und die Beweglichkeit in Nacken und Schultern gefördert.

Variante: Versuchen Sie auch einmal, den Kopf nach vorn zu beugen und mit beiden Händen am Hinterkopf den Druck leicht zu verstärken. Hierbei dehnen Sie die gerade Kopfhaltemuskulatur des Rückens. Bei der normalen Variante ist es hauptsächlich die seitliche Halsmuskulatur.

Bett, Bad, Küche & Co: Diese Übung kön-nen Sie natürlich ebenso (ohne Baby) auf der Bettkante oder auf einem Stuhl durch-führen. Auch später, wenn Sie nach der El-ternzeit wieder im Büro sitzen, wird die Übung Ihnen immer wieder Entspannung verschaffen.

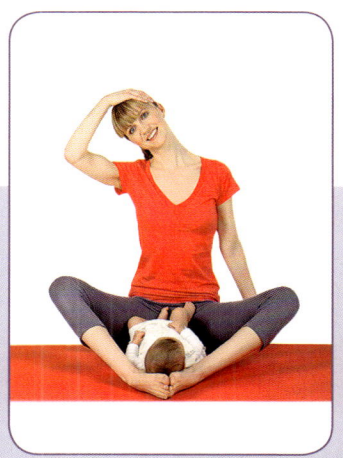
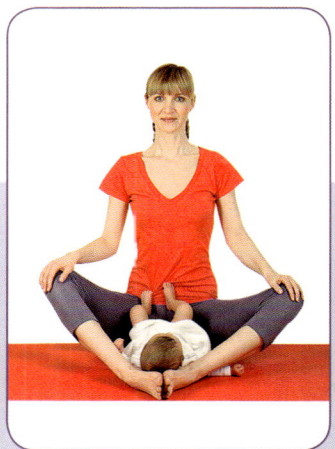

OBERKÖRPERDREHUNG

So geht's: Sie sitzen auf der Matte und lassen das rechte Bein ausgestreckt. Legen Sie Ihr Baby über das Schienbein auf den Bauch, sodass es mit Kopf und Ärmchen über Ihr Bein schaut. Der linke Fuß wird über das rechte Bein an der Außenseite des rechten Knies aufgestellt. Oberkörper aufrichten, tief einatmen. Mit dem linken Arm weiter nach links drehen und hinter Ihren Rücken greifen. Sie stützen sich ab und schauen über die linke Schulter. Der rechte Ellenbogen drückt gegen die Außenseite des angewinkelten Knies und hilft so, die Dehnung zu verstärken. Halten Sie diese Position 10 bis 20 Sekunden und wechseln Sie anschließend die Seite. Sie werden schnell merken, wie angenehm sich diese Bewegung anfühlt. Denn im Gegensatz zu Ihrer alltäglichen Stillhaltung wird hierbei endlich wieder einmal der Brustbereich geöffnet. Ein wichtiger und schöner Ausgleich. Bei dieser Übung absolvieren Sie nur einen Durchgang, unabhängig vom Ergebnis Ihres Fitnesstests.

Wiederholungen: jede Seite 1-mal

Das bewirkt's: Ihre Gesäßmuskulatur wird gedehnt und die Brustwirbelsäule in beide Richtungen vollständig gedreht und dabei mobilisiert.

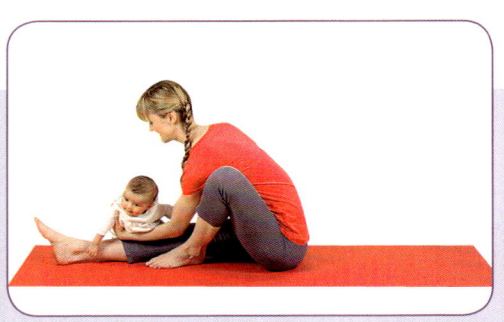

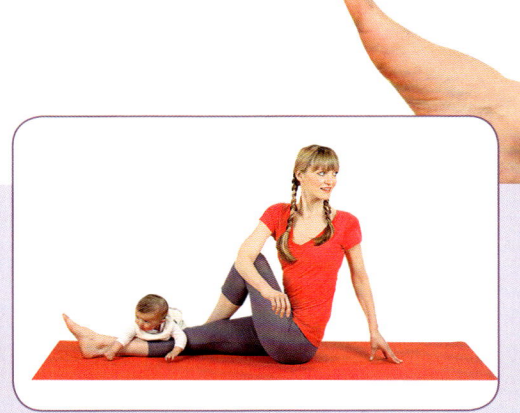

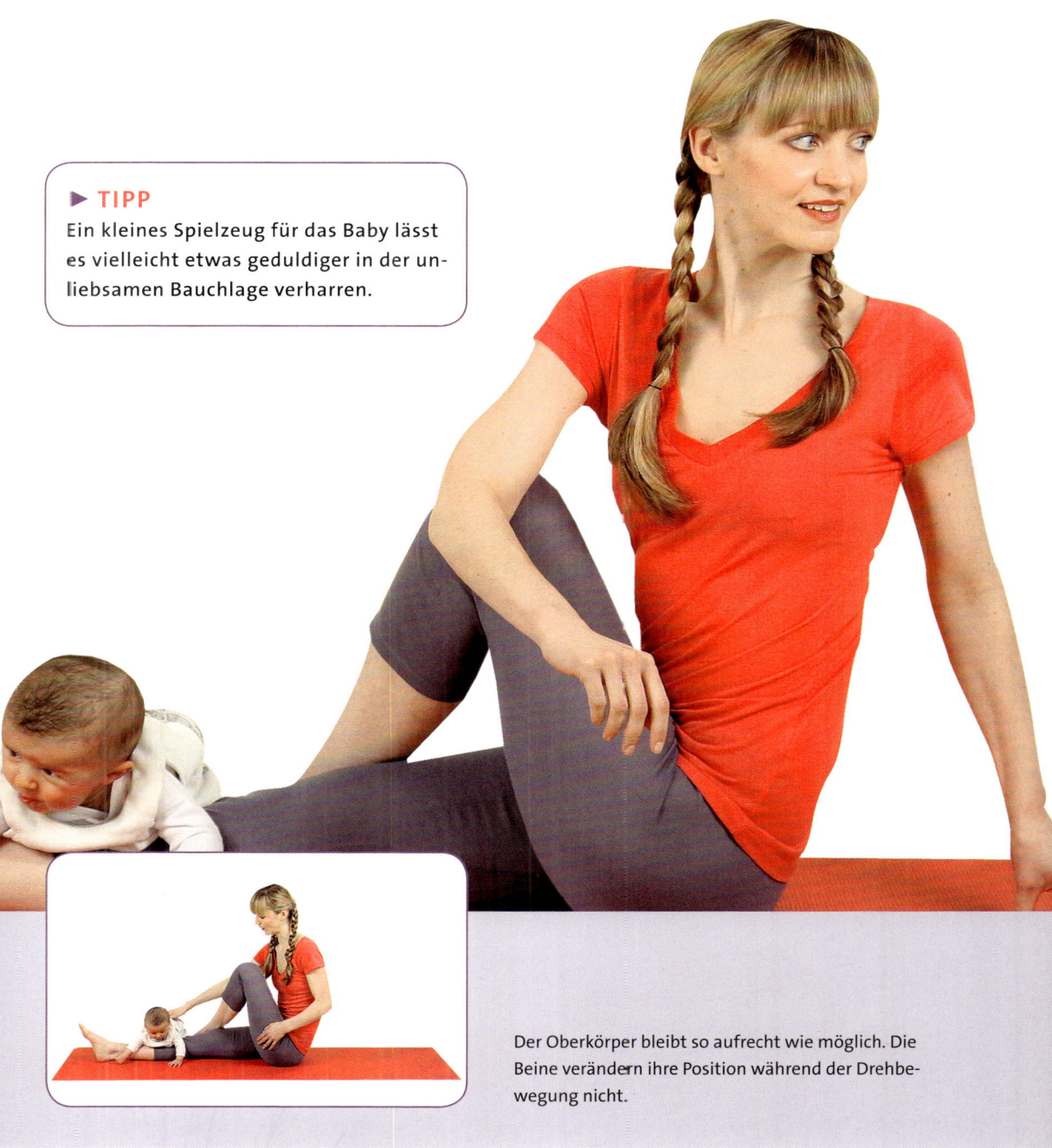

► TIPP

Ein kleines Spielzeug für das Baby lässt es vielleicht etwas geduldiger in der unliebsamen Bauchlage verharren.

Der Oberkörper bleibt so aufrecht wie möglich. Die Beine verändern ihre Position während der Drehbewegung nicht.

SCHRÄGER FLIEGER

So geht's: Setzen Sie sich auf Ihre Trainingsmatte. Die Beine sind angewinkelt und die Füße auf dem Boden aufgestellt. Ihr Kind nimmt gemütlich in Ihrem Schoß Platz – Sie schauen sich beide an. Lehnen Sie sich nun mit geradem Rücken so weit wie möglich nach hinten. Der rechte Arm hält Ihr Baby sicher fest, der linke Arm wird auf Brusthöhe angehoben. Atmen Sie tief ein, und mit dem nächsten Ausatmen drehen Sie den Oberkörper zur linken Seite. Ihr Blick folgt Ihrer Hand. Einatmen und den linken Arm zurück in die Ausgangsposition bringen. Anschließend wechseln Sie die Seite: Der linke Arm hält das Baby, ausatmen, und Ihr rechter Arm beschreibt einen Halbkreis nach rechts hinten – Ihr Blick folgt wieder der Hand.

Wiederholungen: 7 auf jeder Seite

Das bewirkt's: Ideales Training für die schräge Bauchmuskulatur. Auch die geraden Bauchmuskeln werden gestärkt.

Darauf sollten Sie achten: Versuchen Sie, während der ganzen Übungsfolge regelmäßig zu atmen (erste Bewegung: einatmen, zweite Bewegung: ausatmen) und die Spannung im Bauch zu halten. Das Gewicht ruht konstant auf den Sitzbeinhöckern. Es wird nur der Oberkörper bewegt. Beine und Becken ruhen. Strecken Sie den jeweiligen Arm auf Schulterhöhe aus, und zeichnen Sie in der Bewegung einen schönen Halbkreis.

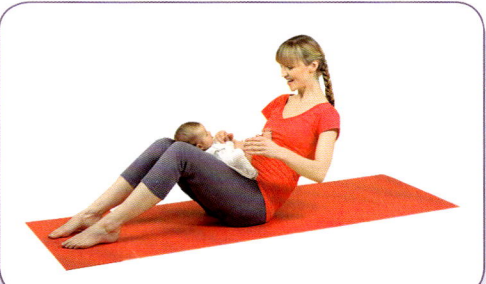

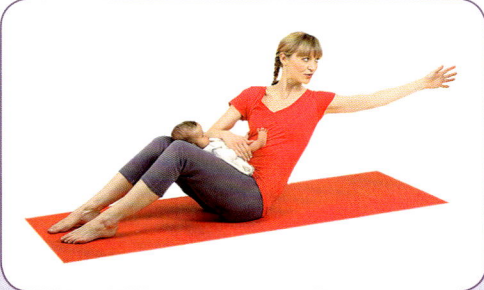

Gehen Sie nur so weit nach hinten, wie Sie die gerade Rückenhaltung beibehalten können.

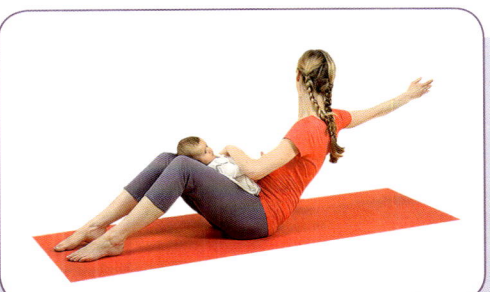 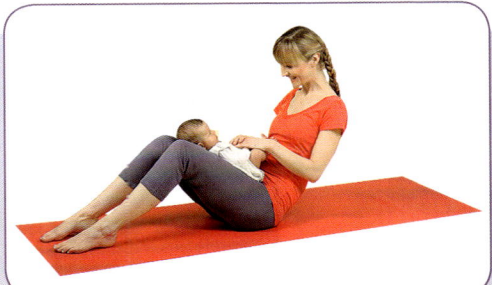

SIT-UPS

So geht's: Sie liegen auf Ihrer Gymnastik-matte und haben die Beine angewinkelt. Beide Füße sind aufgestellt. Der Oberkör-per Ihres Kindes liegt auf Ihrem unteren Bauch (zwischen Ihren Beinen) mit dem Gesicht zu Ihnen. Heben Sie Ihren Kopf an, und führen Sie die Arme diagonal seitlich an den Beinen vorbei. Dabei rollt sich die gegenüberliegende Hälfte Ihres Oberkör-pers bis zu den Lenden von der Matte auf. Anschließend gehen Sie wieder in die Aus-gangsposition zurück. Legen Sie hierbei we-der den Kopf noch den Oberkörper auf der Matte ab. Die Bauchmuskulatur soll wäh-rend der gesamten Trainingsphase ange-spannt bleiben. Nach 7 Wiederholungen machen Sie eine kurze Pause und wechseln dann zur anderen Seite.

Wiederholungen: 7 auf jeder Seite

Das bewirkt's: Kräftigt die schräge Bauch-muskulatur.

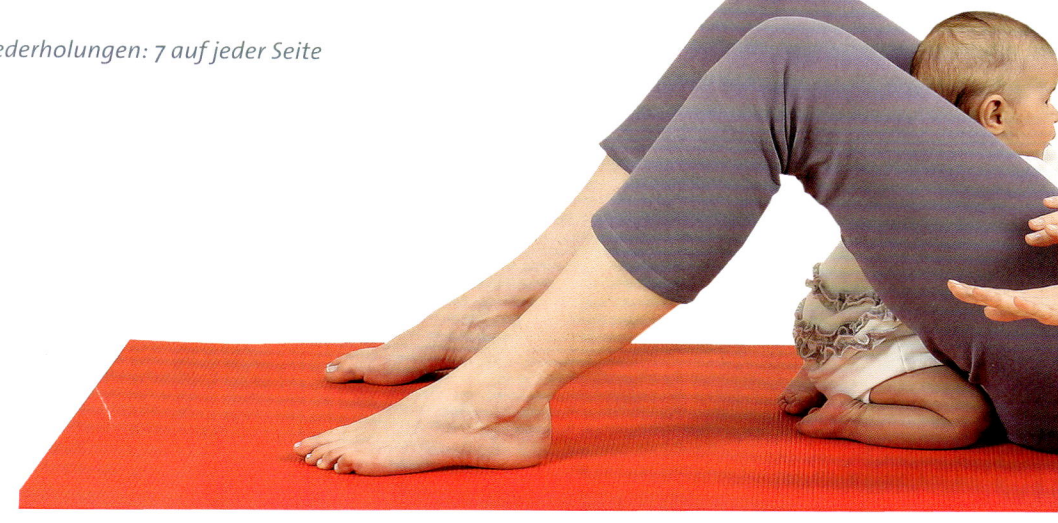

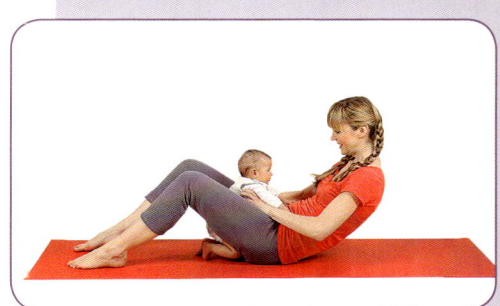

▶ **TIPP**

Ein Spiegel oder Spielzeug auf Ihrem Bauch wird Ihr Baby etwas länger von der anstrengenden Bauchlage ablenken.

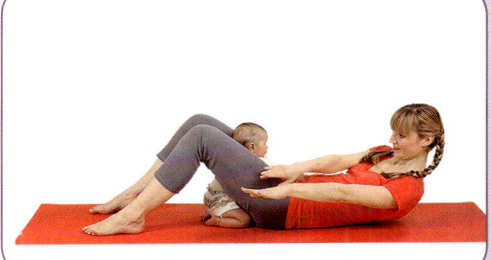

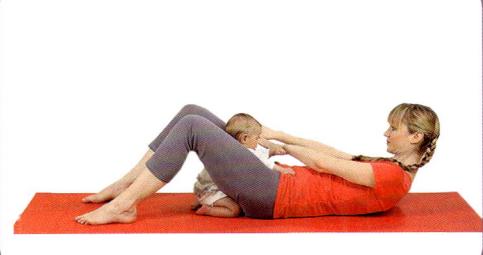

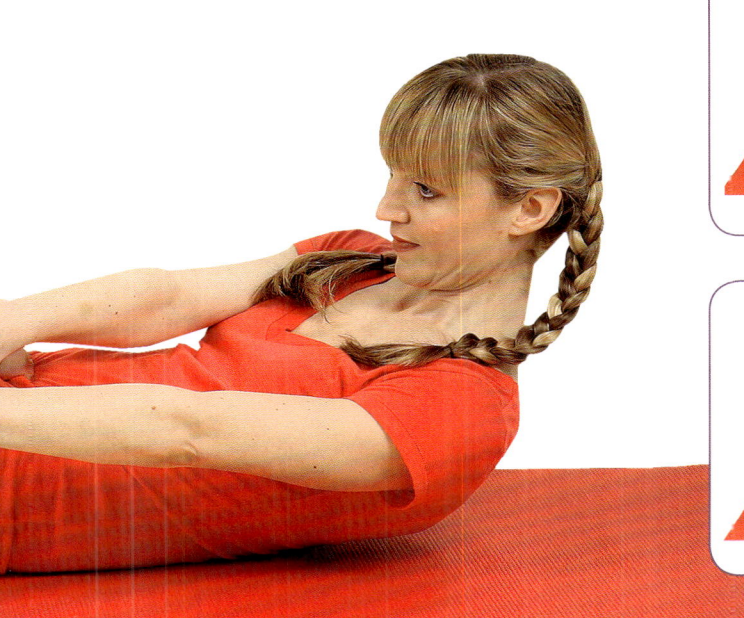

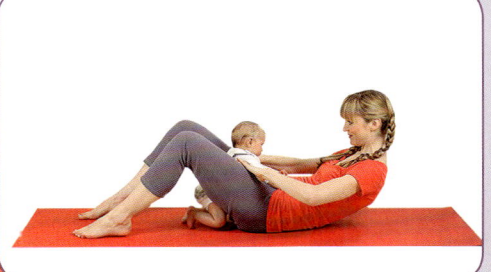

POWER CRUNCH

So geht's: Sie liegen auf dem Rücken, die Beine sind angewinkelt und Ihre Füße aufgestellt. Ihr Baby liegt zwischen Ihren Beinen und kann Sie anschauen. Ihre Bauchmuskeln werden nun durch Druck und Gegendruck der Hände und Beine angespannt. Heben Sie dazu den Oberkörper an, bis nur noch Ihr Lendenbereich den Boden berührt. Versuchen Sie nun, die Knie zusammenzudrücken, während Sie sie gleichzeitig mit Ihren Handflächen wieder auseinanderpressen. Lächeln, Spannung halten und das Atmen nicht vergessen!

Dauer: 15 Sekunden Spannung halten

Das bewirkt's: Kräftigt vor allem die gerade Bauchmuskulatur.

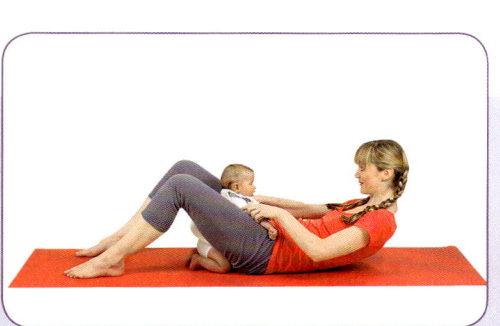

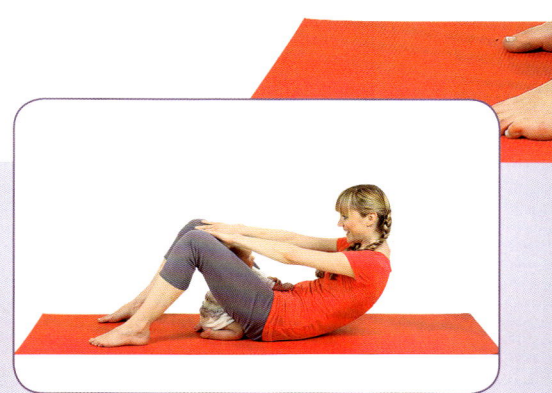

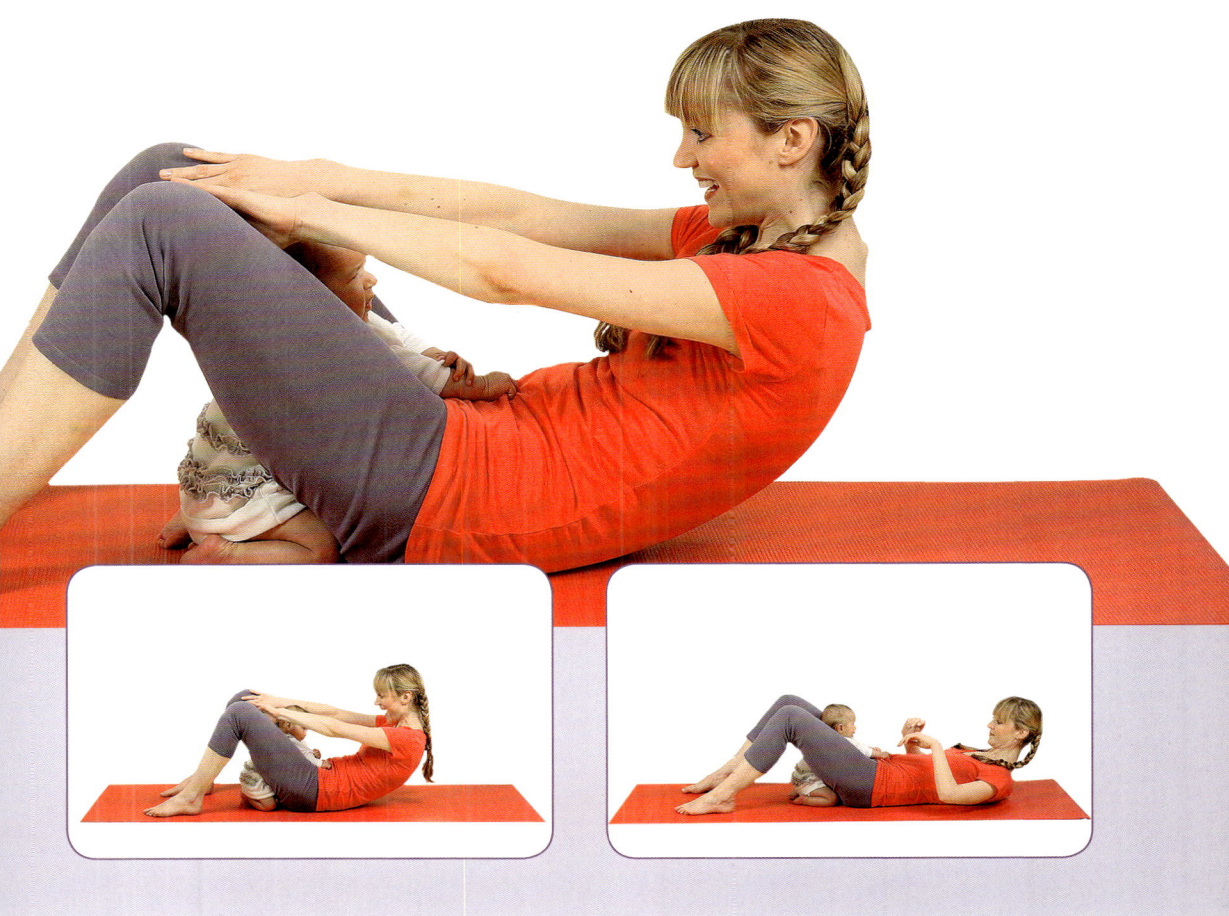

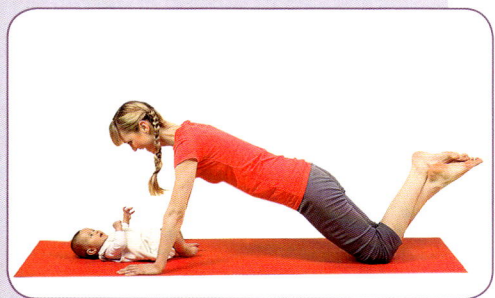

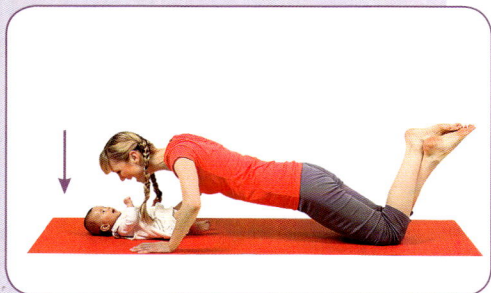

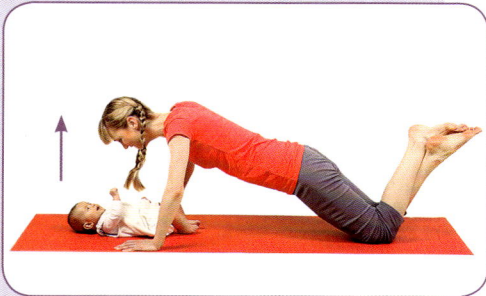

Vom Kopf bis zu den Knien sollte möglichst eine gerade Linie entstehen.

KNIELIEGESTÜTZ

So geht's: Ihr Kind liegt auf der Matte und schaut Sie an. Sie nehmen die Liegestützposition ein und winkeln die Beine an, sodass die Knie auf der Matte abgestützt werden. Anschließend überkreuzen Sie die Unterschenkel. So ist es zum Einstieg weniger anstrengend. Ihr Baby liegt auf Kopfhöhe zwischen Ihren Armen. Beugen und strecken Sie nun Ihre Arme. Das Ellenbogengelenk wird nicht ganz durchgestreckt. Atmen Sie bei der Armstreckbewegung aus und beim Absenken ein.

Wiederholungen: 10

Das bewirkt's: Der Allrounder für den Oberkörper: kräftigt vor allem den Schultergürtel, die Brustmuskulatur und die hintere Oberarmmuskulatur. Ein breites Kreuz oder dicke Oberarme gibt es allerdings nicht so leicht. Also keine Angst: Sie werden kein weiblicher Arnie!
Bei Ihrem Baby werden neben dem Babybonus auch die Koordination der Augen sowie das Einstellen des Fokus auf verschiedene Entfernungen trainiert.

Darauf sollten Sie achten: Ganzkörperspannung: Bauch und Gesäß anspannen, nicht ins Hohlkreuz geraten! Diese Übung ist umso effektiver, desto langsamer sie durchgeführt wird.

Darf's ein bisschen mehr sein? Nach einigen Trainingseinheiten können Sie sich ruhig einmal an »normale« Liegestütze wagen. Das heißt: Die Knie vom Boden heben und zwar so, dass von Ihren Schultern bis zu den Fersen eine gerade Linie entsteht. Auf diese Weise bewegen Sie 70 Prozent Ihres Körpergewichts. Bei den Knieliegestützen sind es nur 50 Prozent.

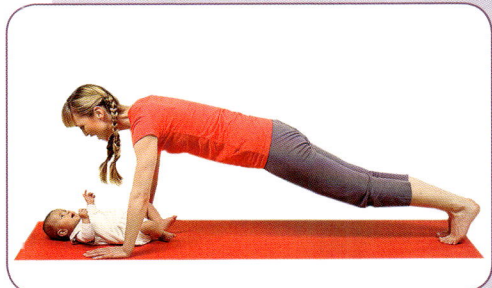

Bett, Bad, Küche & Co: Liegestütze eignen sich hervorragend, um Wartezeiten in der Küche zu überbrücken. Bis das Wasser kocht oder der Brei abgekühlt ist, stützen Sie Ihre Arme etwas mehr als Schulterbreite auf die Arbeitsplatte, treten einen großen Schritt zurück, spannen den Körper an und machen so Ihre Liegestütze im Stehen.

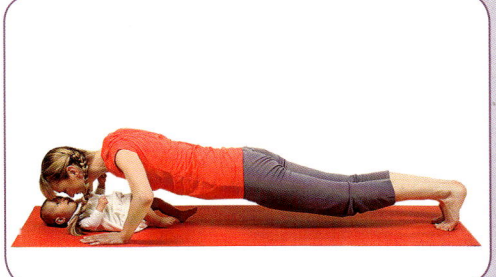

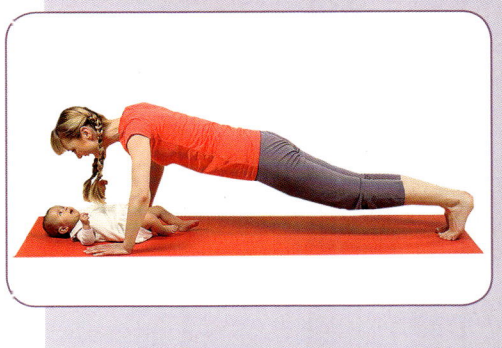

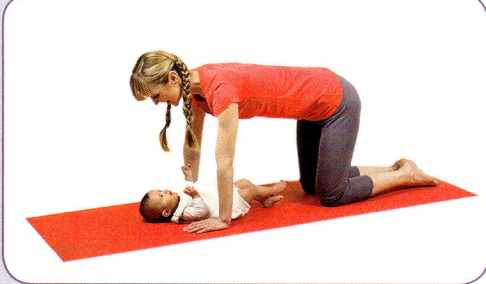

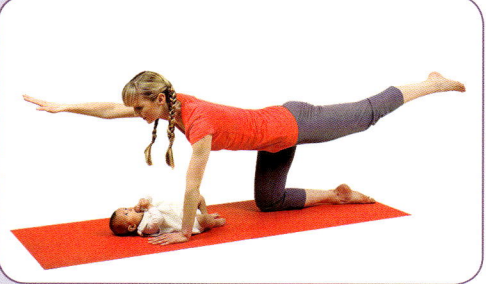

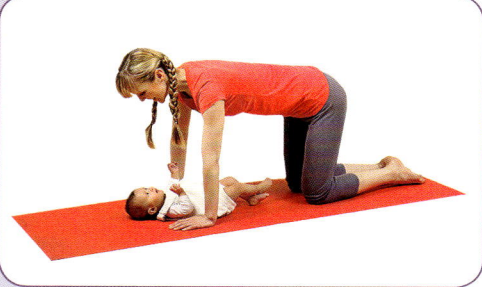

Heben Sie Arm und Bein nicht höher als bis in die Waagerechte. Achten Sie auf die Körperspannung. Nicht ins Hohlkreuz geraten.

RÜCKENFREUND

So geht's: Gehen Sie in den Kniestand, und setzen Sie die Hände unter die Schultern und die Knie unter der Hüfte auf. Ihr Baby liegt vor Ihnen auf dem Rücken. Strecken Sie den rechten Arm und das linke Bein aus, sodass diese eine Waagrechte bilden. Der Kopf ist in Verlängerung der Wirbelsäule, und Sie ziehen Arm und Bein aktiv auseinander. Halten Sie diese Position für 10 bis 15 Sekunden. Danach die Seite wechseln.

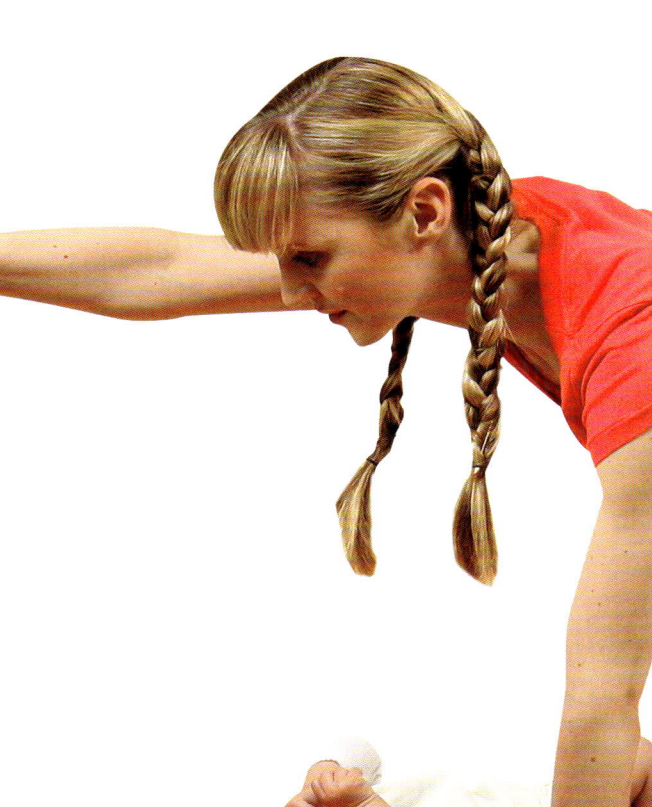

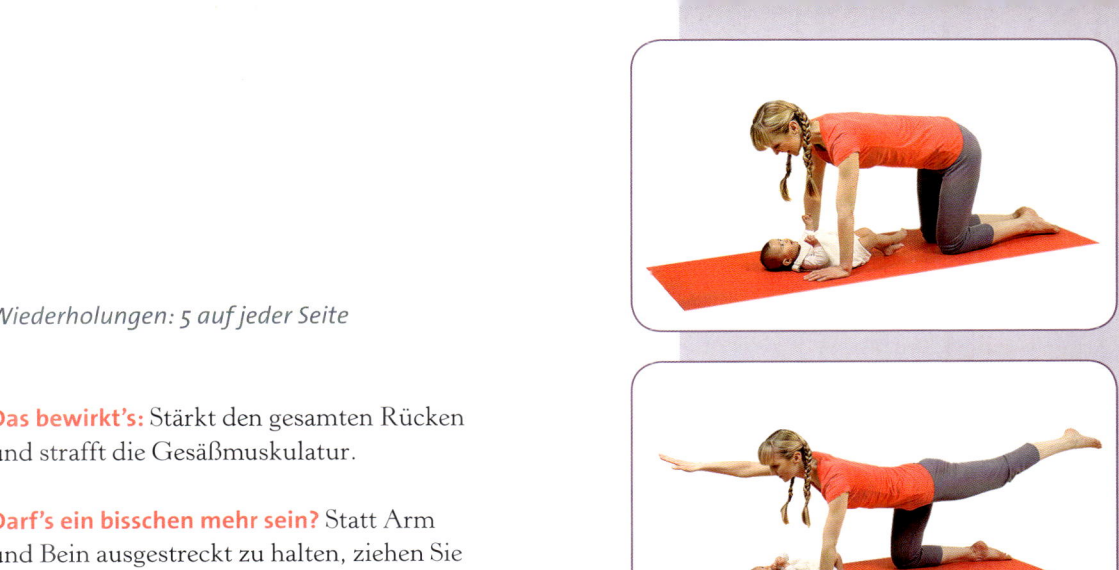

Wiederholungen: 5 auf jeder Seite

Das bewirkt's: Stärkt den gesamten Rücken und strafft die Gesäßmuskulatur.

Darf's ein bisschen mehr sein? Statt Arm und Bein ausgestreckt zu halten, ziehen Sie nun die linke Hand und das rechte Knie zusammen. Der Rücken wird rund und anschließend wieder gestreckt. Wiederholen Sie diese Bewegung 8- bis 10-mal für jede Arm- und Bein-Kombination. Diese Variante ist koordinativ sehr anspruchsvoll.

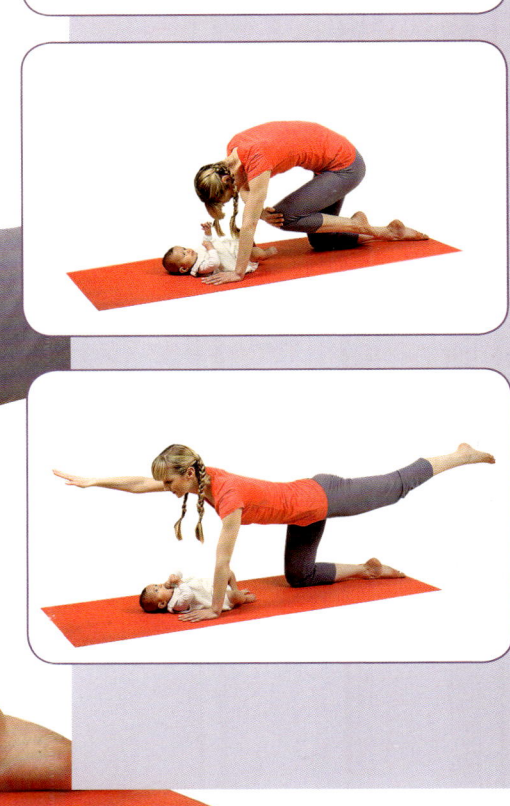

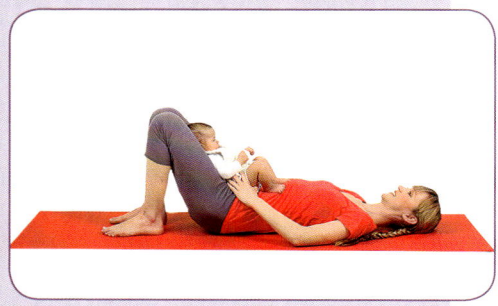

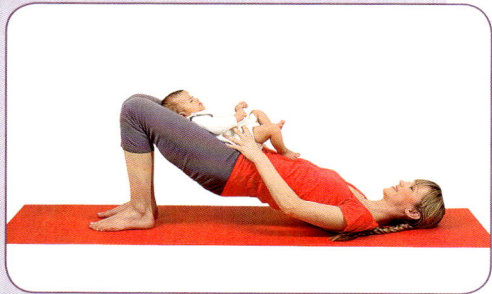

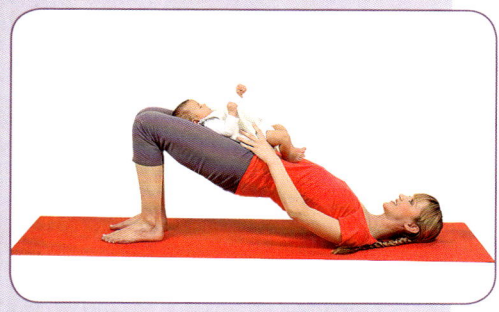

Auch wenn Sie Ihr Baby nur ungern aus den Augen lassen, vertrauen Sie Ihren Händen, und lassen Sie den Kopf am Boden.

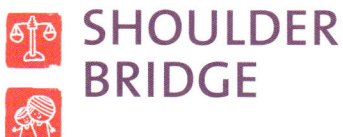

SHOULDER BRIDGE

So geht's: Diese Übung kennen manche von Ihnen vielleicht aus dem Pilatestraining. Umso besser! So können Sie direkt einsteigen. Legen Sie sich auf den Rücken, die Füße sind angewinkelt, nah am Gesäß und etwa hüftbreit auf dem Boden. Ihr Baby nimmt in Ihrem Schoß Platz und schaut Sie während der ganzen Übungsabfolge an. Sie können es mit beiden Händen sicher und fest halten. Spannen Sie Ihren Po an, und heben Sie Ihr Becken nach oben. Wenn Ihr Oberkörper eine Linie bildet, halten Sie diese Position kurz. Senken Sie Ihr Gesäß wieder langsam Richtung Matte, aber nicht ablegen, sondern gleich wieder nach oben anheben.

Wiederholungen: 7

Das bewirkt's: Eins, zwo Apfelpo!

Darf's ein bisschen mehr sein? Wenn Ihnen diese Übung nicht mehr anspruchsvoll genug ist, probieren Sie es doch einmal mit einem Bein. Das heißt: Ein Bein wird wieder angewinkelt und das andere nach oben gestreckt. Ansonsten bleibt alles wie gehabt.

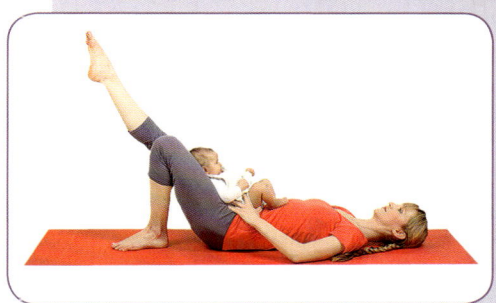

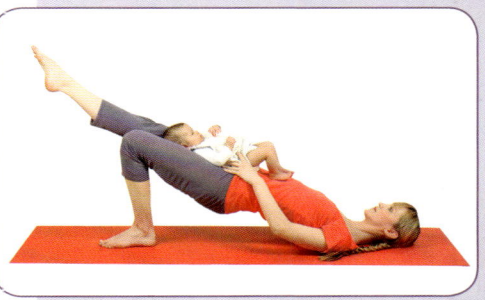

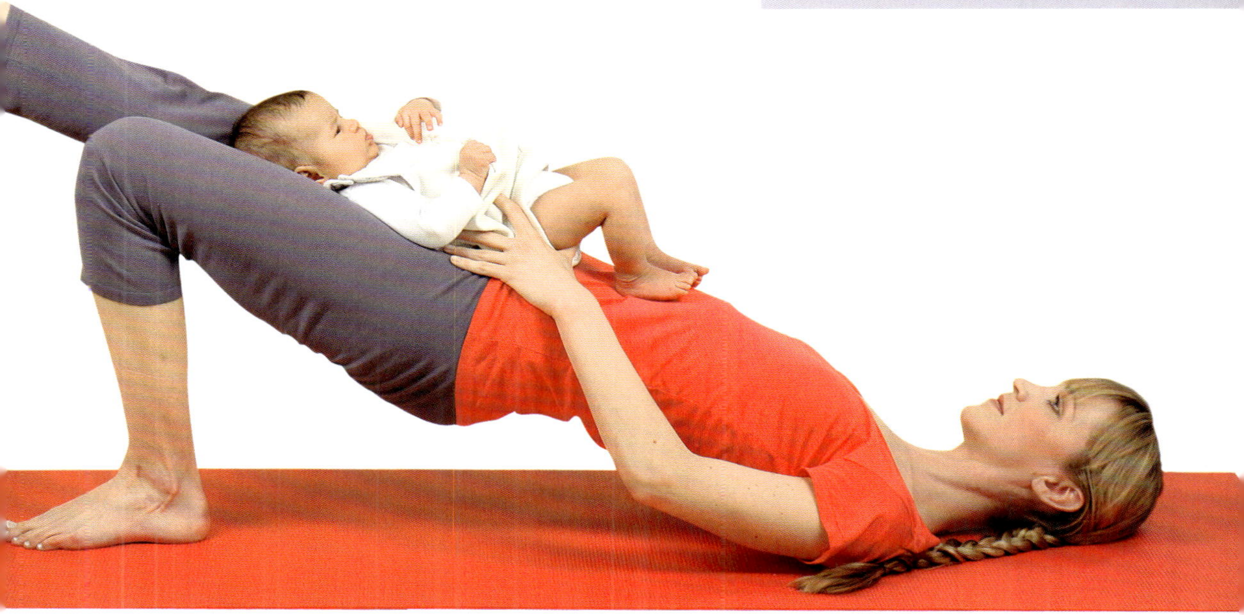

DAS BABY SCHLÄFT

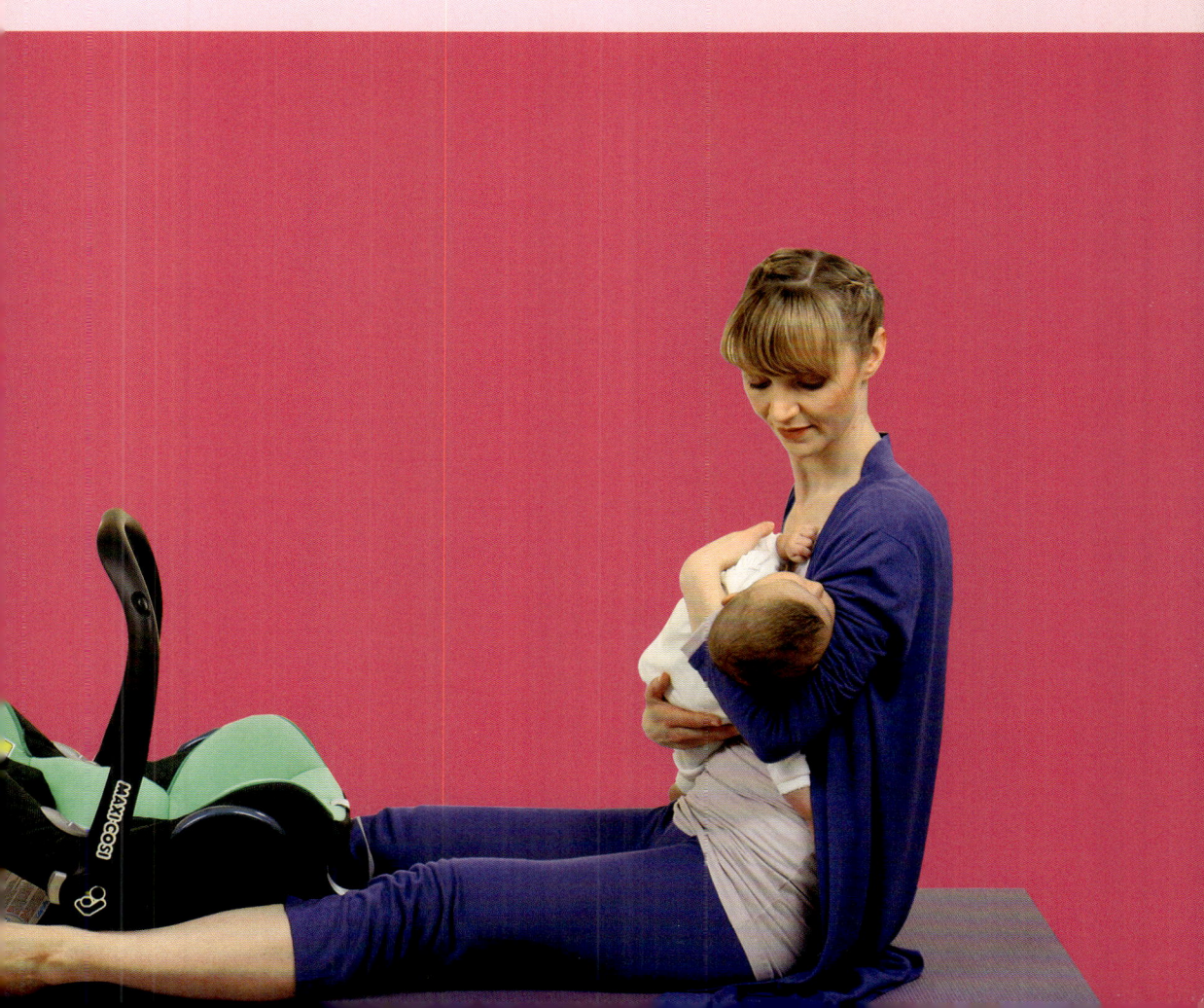

UND JETZT?

In den ersten Monaten schlafen die meisten Babys viel. Mit zunehmendem Alter werden die Wachphasen dann länger, und die Schlafenszeiten verkürzen sich. Einige Kinder brauchen mehr, andere weniger Schlaf. Mein Sohn gehörte zu Ersteren. Sogar im Kindergartenalter dauerte sein Mittagsschlaf mindestens zwei Stunden. Meiner Tochter hingegen reichte schon als Baby eine halbe Stunde am Tag. Doch Schlafenszeit bedeutet nicht immer gleich Freizeit für uns Mütter.

Vielleicht kommt Ihnen folgende Situation bekannt vor: Ihr Baby ist müde und soll in seinem Bettchen schlafen. Doch es will viel lieber auf Mamis Arm bleiben. Es schreit so lange in seinem Bett, bis Sie nachgeben und es schließlich wieder auf den Arm nehmen. Da schläft es dann glücklich und zufrieden ein. Wenn Sie aber auch nur ansatzweise versuchen, Ihr Baby zurück in sein Bettchen zu legen, wacht es sofort wieder auf und macht Ihnen unmissverständlich klar, was für eine schlechte Idee das war. Und nun? Jetzt stehen Sie mit Ihrem Kind auf dem Arm in der Wohnung, der Abwasch türmt sich, die Wäsche ebenfalls und eigentlich wollten Sie doch unbedingt noch Ihre Haare machen. Keine Chance! Meine Mutter meinte dann immer zu mir: »Selbst schuld! Lass sie doch schreien, irgendwann verstehen sie, dass im Bettchen geschlafen wird, und du hast dann auch wieder mehr Zeit für dich.« Aber das brachte ich nicht übers Herz und war stattdessen zu Untätigkeit verdammt. Es gibt natürlich auch Babys, die ihren Mamis eine Pause schenken und problemlos in ihrem Bettchen einschlafen. Mir war das bei beiden Kindern nicht vergönnt. Für alle Frauen, denen es ähnlich geht wie mir, haben wir dieses Trainingskapitel zusammengestellt. Hier finden Sie Übungen, die Sie ganz leicht durchführen können, wenn Ihr Baby mal wieder Ihren Arm zum besten Schlafplatz der Welt kürt. Natürlich eignen sich die Übungen auch für jede andere Gelegenheit, wenn Ihr Baby Ihren Arm für sich in Anspruch nimmt. Soll ja auch manchmal vorkommen, oder?!

ACHTERBAHN

So geht's: Sie stehen aufrecht und stabil.
Heben Sie ein Bein leicht an. Wenn Sie
sicher das Gleichgewicht halten können,
zeichnen Sie mit dem angehobenen Bein
eine Acht über dem Boden in der Luft.
Bei dieser Übung absolvieren Sie nur einen
Durchgang, unabhängig vom Ergebnis
Ihres Fitnesstests.

Wiederholungen: 5 auf jeder Seite

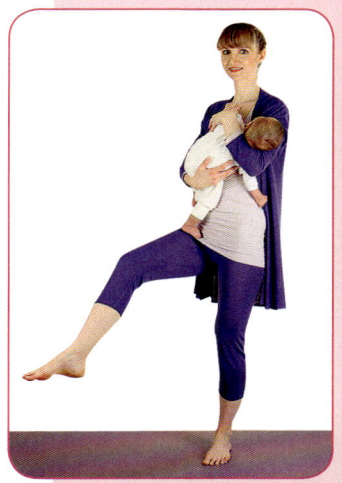

Das bewirkt's: Fördert die Koordination
und trainiert die kleinen Muskeln an der
Rückenwirbelsäule sowie die Beckenhaltemuskulatur.

Darf's ein bisschen mehr sein? Wenn Ihnen
das zu langweilig ist, können Sie die Augen
schließen – schon wird es sehr viel schwerer, das Gleichgewicht zu halten.

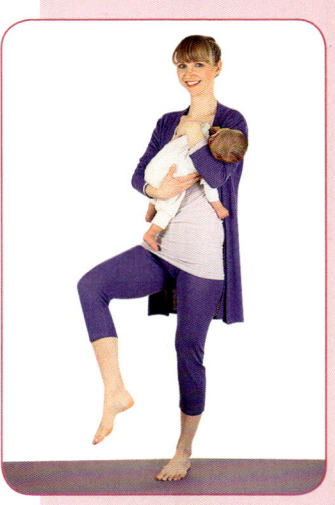

KNIEBEUGE

So geht's: Sie stehen auf der Matte, und die Füße sind etwa hüftbreit aufgestellt, die Fußspitzen zeigen leicht nach außen. Gehen Sie in den Zehenstand, bauen Sie eine Grundspannung auf, und beugen Sie mit geradem Rücken Ihre Knie. Anschließend strecken Sie sich langsam wieder. Führen Sie die Bewegung langsam durch, und versuchen Sie, die Hitze und das Kribbeln in Ihren Beinen zu genießen.

Wiederholungen: 10

Das bewirkt's: Kräftigt und strafft die Beinmuskulatur, und lässt sie schlanker erscheinen. Adieu, Orangenhaut!

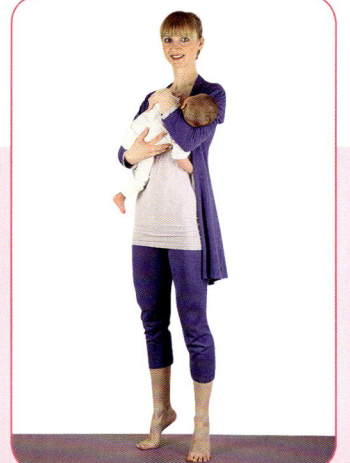
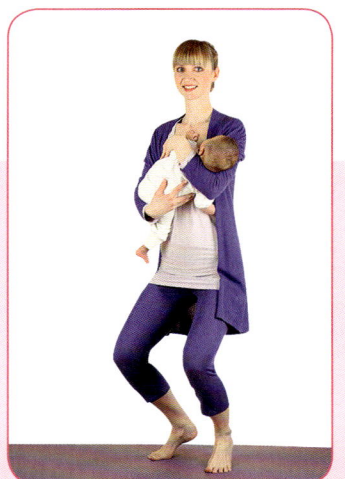
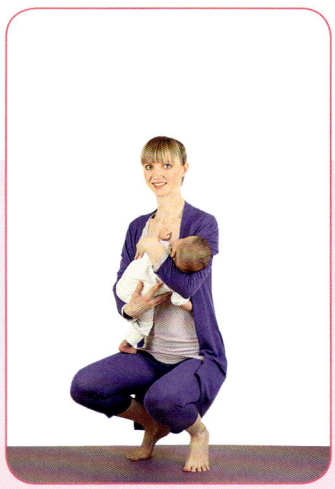

Das Knie ist über den Fußspitzen und nicht etwa rechts oder links daneben.

► **TIPP**

Wenn Ihr Baby wach sein sollte, können Sie diese Übung auch mit einem kleinen Spiel verbinden: Wenn Sie in die Hocke gehen, stellen Sie die Füße Ihres Kindes auf den Boden und sagen »unten«. Dann gehen Sie nach oben, zählen »1-2-3-4-5« und sagen »oben«. Beim Runtergehen zählen Sie dann rückwärts: »5-4-3-2-1« und rufen »unten«.

Darf's ein bisschen mehr sein? Wenn Ihr Kind wach ist, nehmen Sie es in den Schalengriff, strecken die Arme aus und führen die Übung wie oben beschrieben durch. Umso weiter Sie Ihr Kind vom Körper weghalten, desto anstrengender wird es und umso intensiver ist der Trainingseffekt.

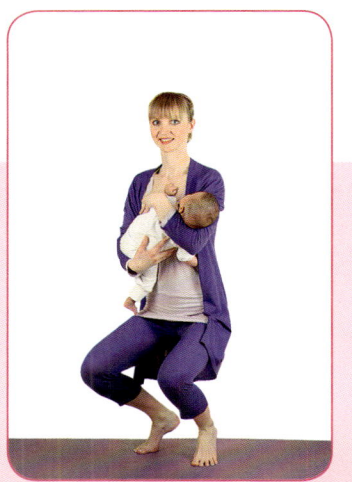
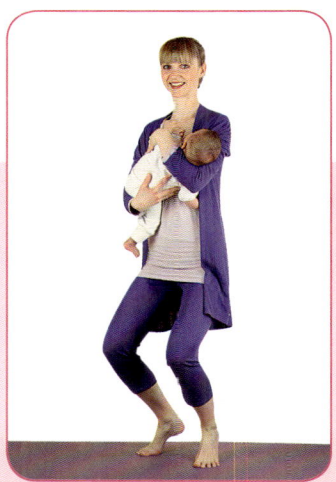
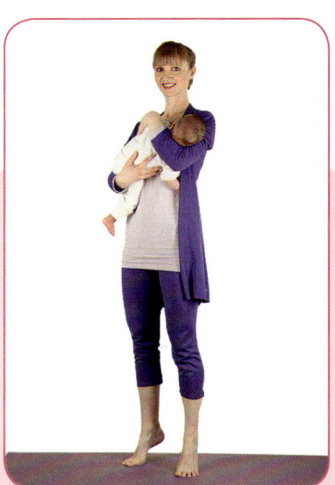

⚖️ SIT DOWN

So geht's: Sie lehnen mit dem Rücken an der Wand und beugen leicht die Beine. Ihre Füße sind einen kleinen Schritt von der Wand entfernt und mindestens hüftbreit auseinander, die Zehenspitzen zeigen nach außen. Pressen Sie Ihren Rücken an die Wand, und beugen Sie vorsichtig die Knie, bis Ober- und Unterschenkel einen Winkel von 90 Grad bilden, so als würden Sie sich auf einen Stuhl setzen. Beckenboden und Po sind angespannt. Halten Sie die Spannung so lange wie möglich. Anschließend die Beine wieder strecken.

Wiederholungen: 3 bis 5

Das bewirkt's: Stärkt hauptsächlich die vordere Oberschenkelmuskulatur, aber auch den Beckenboden und die Gesäßmuskulatur.

Darauf sollten Sie achten: Gehen Sie anfangs nur so weit in die Knie, wie Sie es locker aushalten und problemlos wieder hochkommen. Achten Sie auf einen sicheren Stand. Auch wenn es gemütlich ist: Bei dieser Übung bitte keine Wollsocken auf Parkettboden!

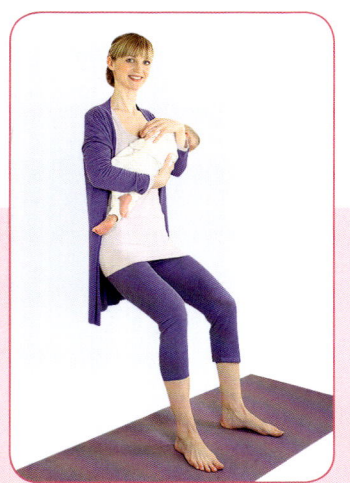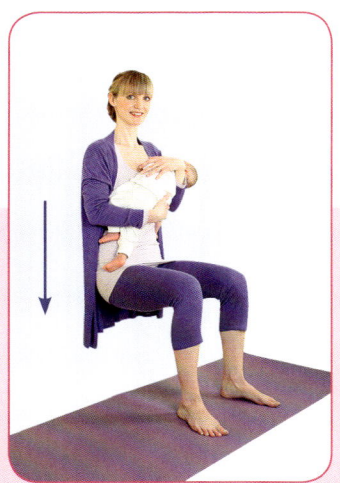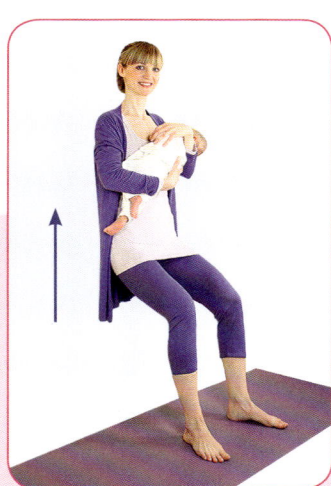

Das Gewicht muss auf dem ganzen Fuß lasten – nicht die Fersen anheben.
Knie nicht über die Zehenspitzen hinausschieben.

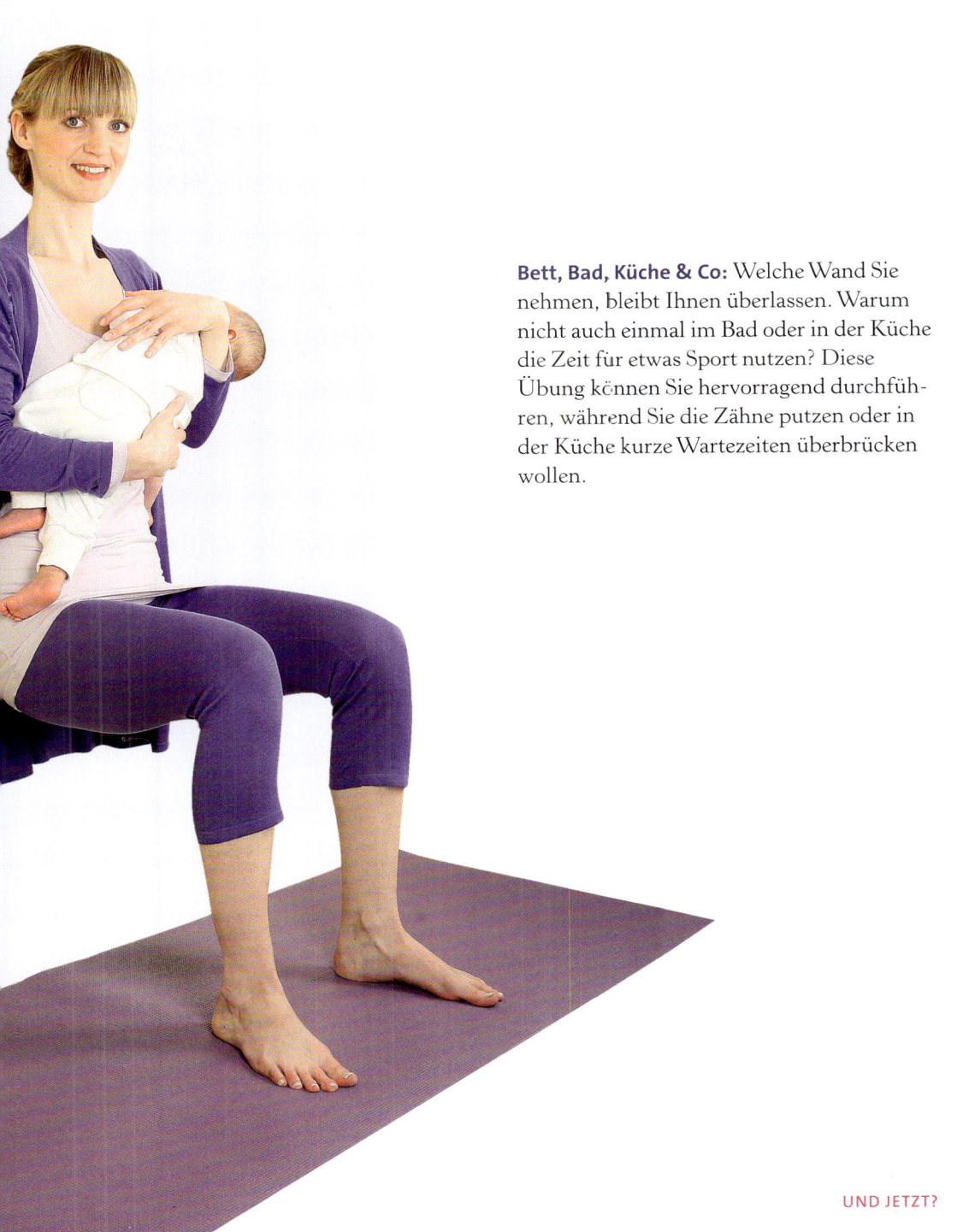

Bett, Bad, Küche & Co: Welche Wand Sie nehmen, bleibt Ihnen überlassen. Warum nicht auch einmal im Bad oder in der Küche die Zeit für etwas Sport nutzen? Diese Übung können Sie hervorragend durchführen, während Sie die Zähne putzen oder in der Küche kurze Wartezeiten überbrücken wollen.

HULA-HOOP

So geht's: Sie knien auf der Matte und setzen sich auf Ihre Fersen. Strecken Sie Ihren Oberkörper so gut Sie können, als würden Sie am Scheitel Richtung Decke gezogen. Die Schultern sind locker und entspannt. Heben Sie jetzt den Po wenige Zentimeter von den Fersen senkrecht nach oben. Schieben Sie Ihre Hüfte so weit es geht nach rechts, ohne Ihre aufrechte Position zu verlieren. Nun beginnen Sie langsam, Ihre Hüfte zu kreisen, ohne die Höhe oder Ihre Haltung zu verändern. Die Knie bleiben zusammen und der Oberkörper ist aufrecht und gerade. Nach fünf Kreisen ändern Sie für fünf weitere Kreise die Richtung.

Wiederholungen: 5 auf jeder Seite

Das bewirkt's: Lockert die Lendenwirbelsäule, strafft die Oberschenkel und stärkt die Beckenhaltemuskulatur.

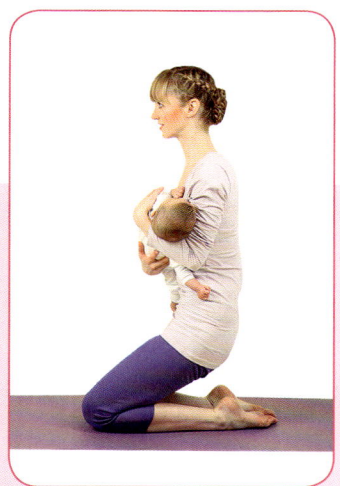 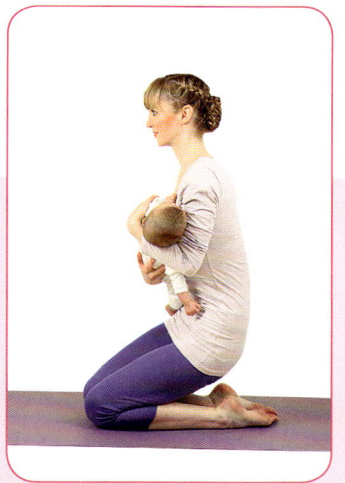

Der Oberkörper bleibt gerade.

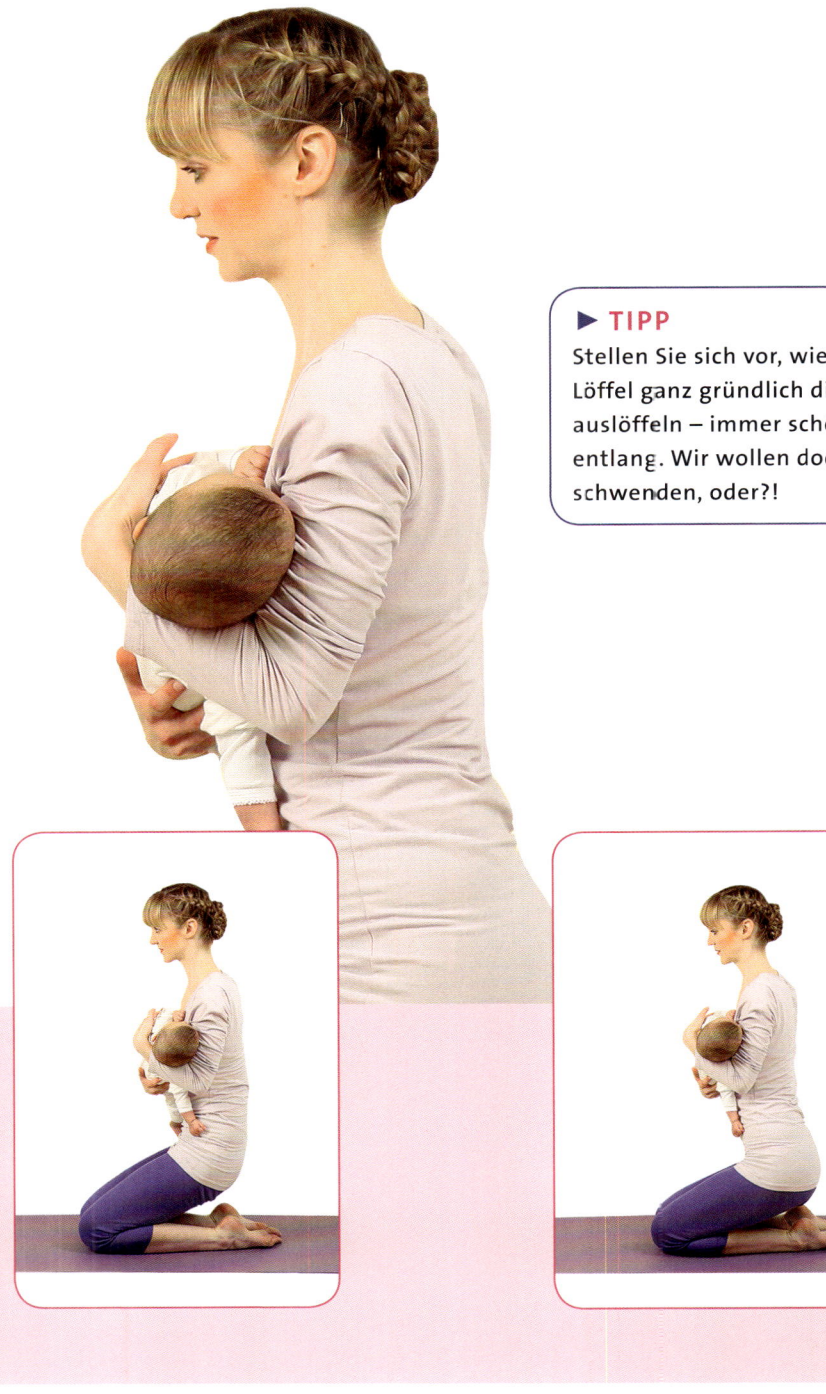

► **TIPP**

Stellen Sie sich vor, wie Sie mit einem Löffel ganz gründlich die Schüssel Brei auslöffeln – immer schön am Rand entlang. Wir wollen doch nichts verschwenden, oder?!

CHOPSTICKS

So geht's: Setzen Sie sich vor die Babyschale auf den Boden und strecken Ihre Beine rechts und links davon aus. Bleiben Sie im Oberkörper locker und richten sich mittig nach der Schale. Nun drücken Sie beide Waden gegen das Plastikgehäuse zusammen. Die Beine bleiben gestreckt und sind angespannt. Zählen Sie bis 50 und versuchen Sie, die Spannung so lange zu halten.

Dauer: 50 Sekunden

Das bewirkt's: Hotpants-taugliche Beine – keine wabbelnde Oberschenkelinnenseiten mehr.

> ▶ **TIPP**
> Sollten Sie keine Babyschale zur Hand haben, eignet sich natürlich auch ein Stuhl oder Ähnliches. Dann legen Sie am besten die Fußsohlen an die Stuhlbeine und führen die Übung wie beschrieben durch.

Bett, Bad, Küche & Co: Sollten Sie Ihr Kind in der Babyschale füttern, können Sie sich natürlich auch währenddessen die Babyschale zwischen die Beine stellen und die Übung durchführen. Aber Vorsicht: Vor Anstrengung nicht zu grimmig schauen!

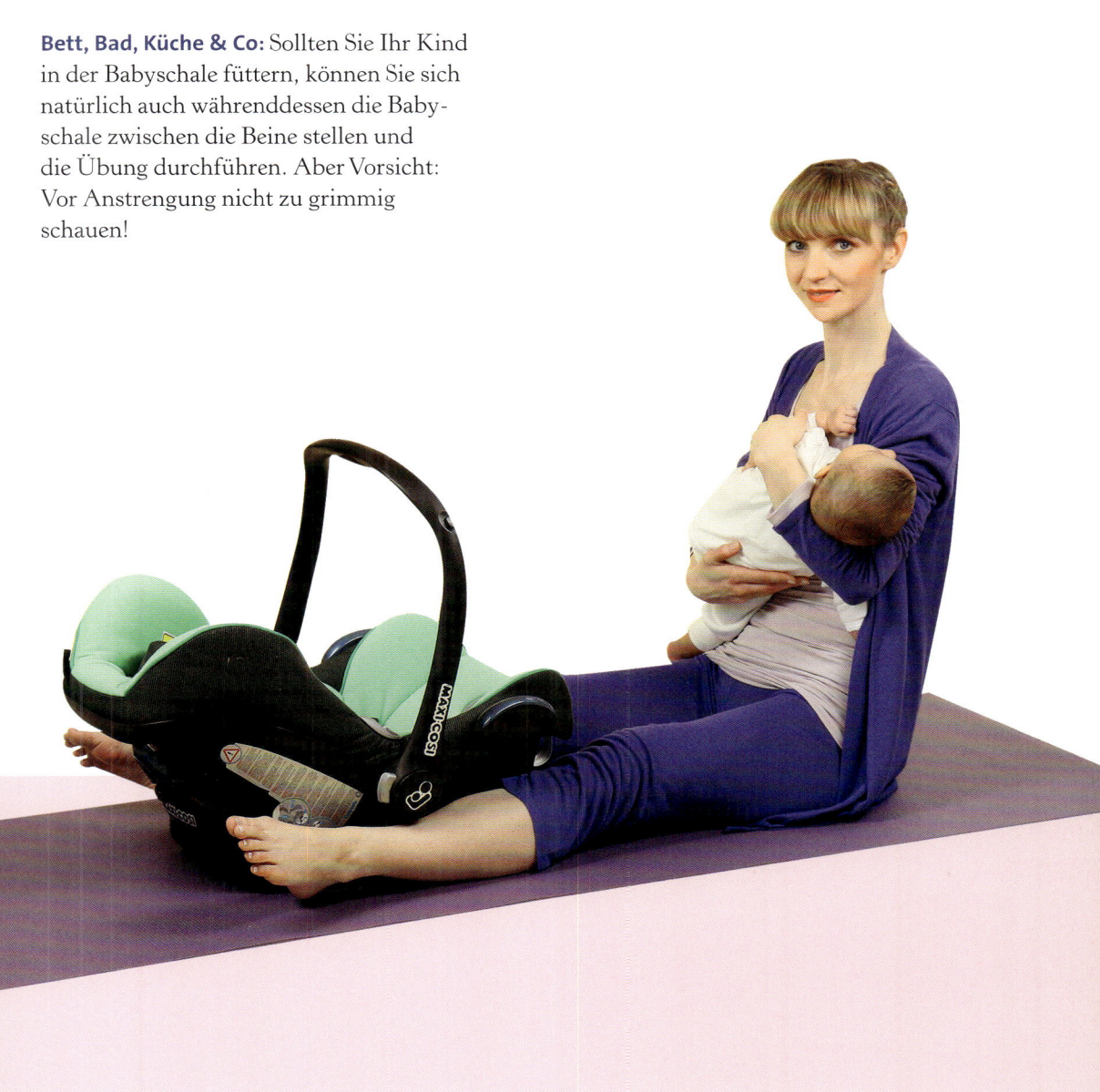

DAS BABY IST WACH UND SCHLECHT GELAUNT

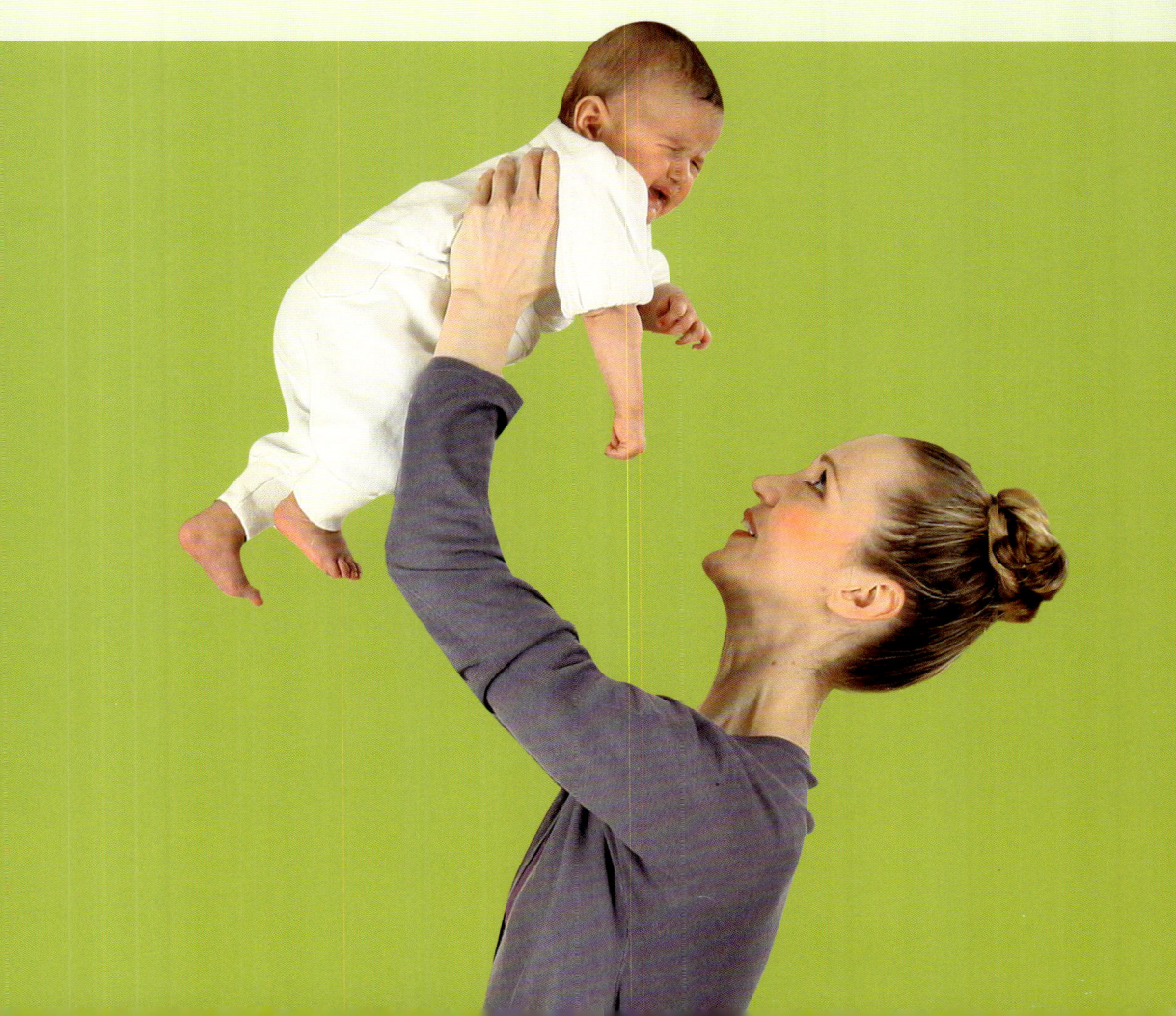

ALLES HÖRT AUF MEIN KOMMANDO!

An manchen Tagen kann man seinem Kind scheinbar nichts recht machen. Es will auf den Arm und anschließend sofort wieder runter, kaum bei den Spielsachen, will es wieder hoch auf den Arm. Da kuschelt es sich dann kurz an Mami, und nur wenige Sekunden später beginnt es wieder unruhig herumzuzappeln, um sich im Zimmer umzuschauen. Kaum hat es etwas Spannendes entdeckt, will es natürlich sofort dorthin, aber auf keinen Fall runter auf den Boden, denn eigentlich ist es viel zu müde und will sich jetzt doch lieber ausruhen. Und schon wenige Sekunden später beginnt es wieder zu quengeln. Wie eine Marionette werden wir hin und her gescheucht, in der Hoffnung, das klitzekleinste Lächeln auf das Gesicht unseres miesepetrigen Babys zu zaubern. Doch es scheint schier unmöglich. Absolut unbeliebt machen wir uns, wenn wir es wagen, uns dann auch noch hinzusetzen. Das geht gar nicht – findet das Baby. Das wäre aber wirklich mal nötig – denken wir. Intuitiv beginnen wir, das Kleine zu schaukeln und zu wippen, damit es endlich aufhört zu quengeln. Wir haben in diesem Kapitel Übungen für Sie, die Ihnen zeigen, wie Sie Ihr Baby quasi erfolgsorientiert beruhigen können. Viele verschiedene schwingende Bewegungen, die Ihrem »Quälgeist« gefallen werden und scheinbar nebenbei gezielt Ihre Muskeln stärken. Und nicht nur die, auch Ihre Nerven. Denn Sport macht gute Laune. Vielleicht nicht sofort und in dem Moment, wo der Schweinehund Ihnen ins Ohr flüstert: »Lass gut sein, das wird doch jetzt viel zu anstrengend!« Aber nach und nach werden Sie sich besser fühlen, stärker, leichter, beweglicher und ausgeglichener. Und Ihr Baby beruhigt sich! Bei den KnuddelFit-Test-Müttern waren diese Übungen bisher immer ein Erfolg. Egal, wie weinerlich die Babys waren, kaum hatten wir begonnen, kehrte Ruhe ein. Eine Wohltat für Mamis geschundene Nerven.

LIFT & KISS

So geht's: Sie stehen aufrecht und stabil und halten Ihr Baby im Schalengriff auf Schulterhöhe, sodass Sie sich in die Augen schauen können. Spannen Sie Bauch und Beckenboden an, neigen Sie den Oberkörper leicht nach hinten, und heben Sie Ihr Baby nach oben und wieder runter. Versuchen Sie, die Arme möglichst parallel beieinander zu lassen. Immer, wenn Sie wieder Augenkontakt mit Ihrem Kind haben, nutzen Sie die Gelegenheit für ein Lächeln oder Küsschen, so haben Sie beide gleich noch mehr Spaß.

Wiederholungen: 10

Das bewirkt's: Kräftigt den Rücken, die Schultern und die vordere Oberarmmuskulatur sowie die Unterarme.

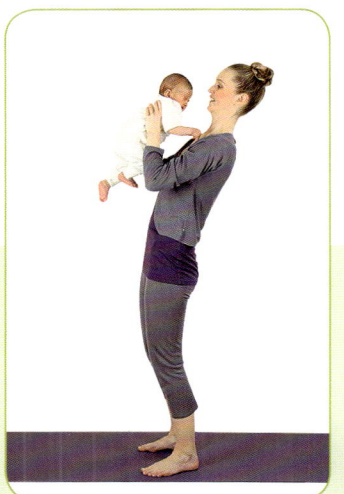 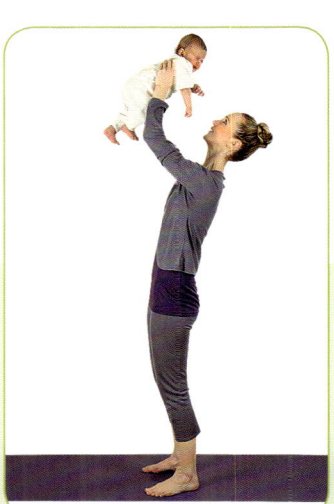 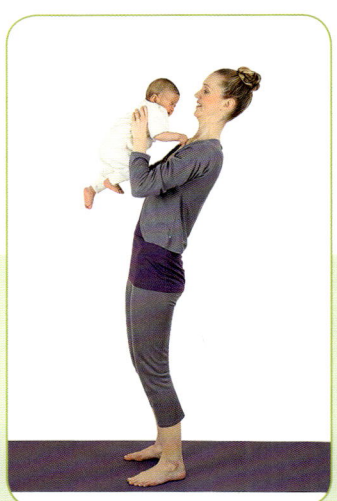

Halten Sie die Grundspannung im Oberkörper, der Rücken bleibt gerade.

Darf's ein bisschen mehr sein? Sie heben Ihr Kind ständig hoch? Sie wollen mehr? Dann heben Sie doch Ihr Baby einmal links hoch über Ihren Kopf nach rechts und wieder zurück. Das geht auch trainierten Mamis in die Arme.

Bett, Bad, Küche & Co: Diese Bewegung kennt sicher jede von Ihnen und hat sie unbewusst schon längst mehrfach durchgeführt. Jetzt, wo Sie wissen, was es bewirkt – bei Ihnen und Ihrem Kind – absolvieren sicher auch die Sportmuffel unter Ihnen ganz viele Durchgänge. Wo, ist egal, es sieht immer nach einem Riesenspaß aus.

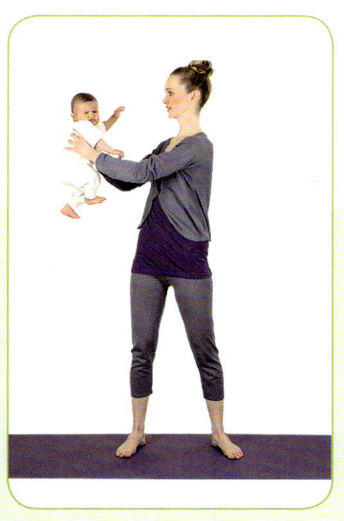 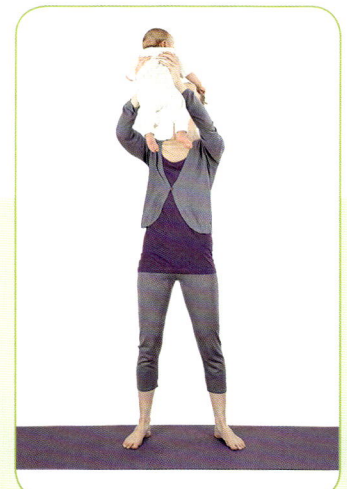 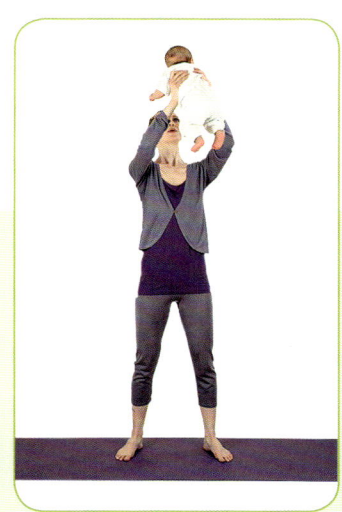

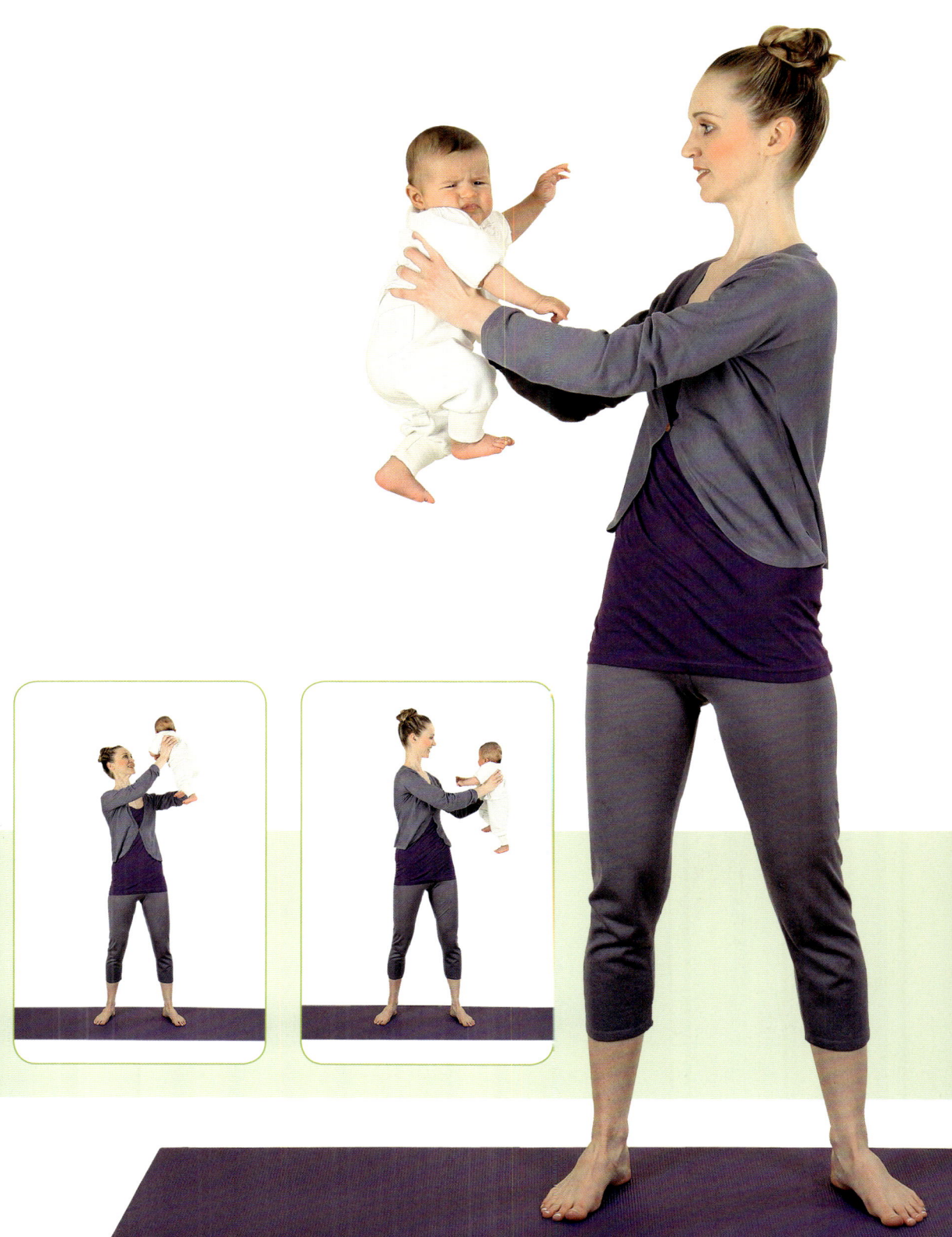

SIDE-TO-SIDE

So geht's: Diese Übung ist eine klassische Aerobic-Erwärmung. Sie halten Ihr Baby sicher in den Armen. Machen Sie einen großen Schritt zur Seite und beginnen Sie, sanft hin und her zu wippen. Verlagern Sie dabei das Gewicht vollständig von links nach rechts und zurück. Je dynamischer Sie diese Übung durchführen, desto schneller kommen Sie ins Schwitzen. Intensiver für die Oberschenkel wird es, wenn Sie in der Mitte zusätzlich etwas tiefer gehen. Ihr Baby wird das Schaukeln lieben.

Dauer: ca. 5 Minuten hin und her wippen

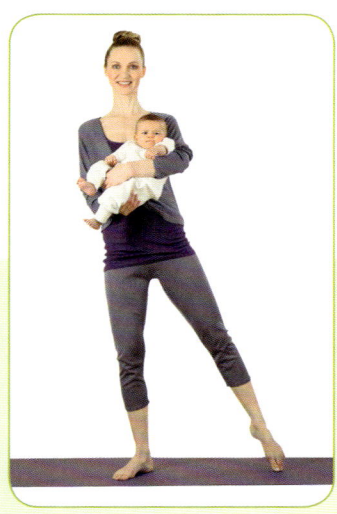
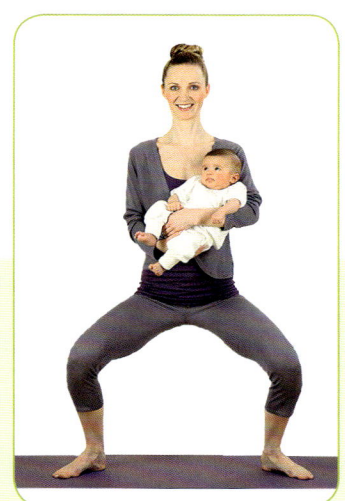

Das bewirkt's: Bringt den Kreislauf auf Touren.

Darf's ein bisschen mehr sein? Während Sie von einer Seite zur anderen schwingen, stellen Sie das Bein, welches nicht belastet wird, etwas nach hinten. So trainieren Sie zusätzlich Ihren Po.

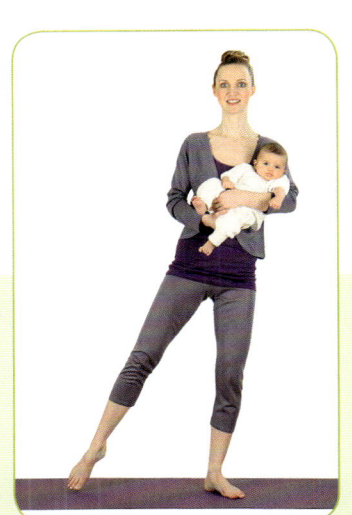

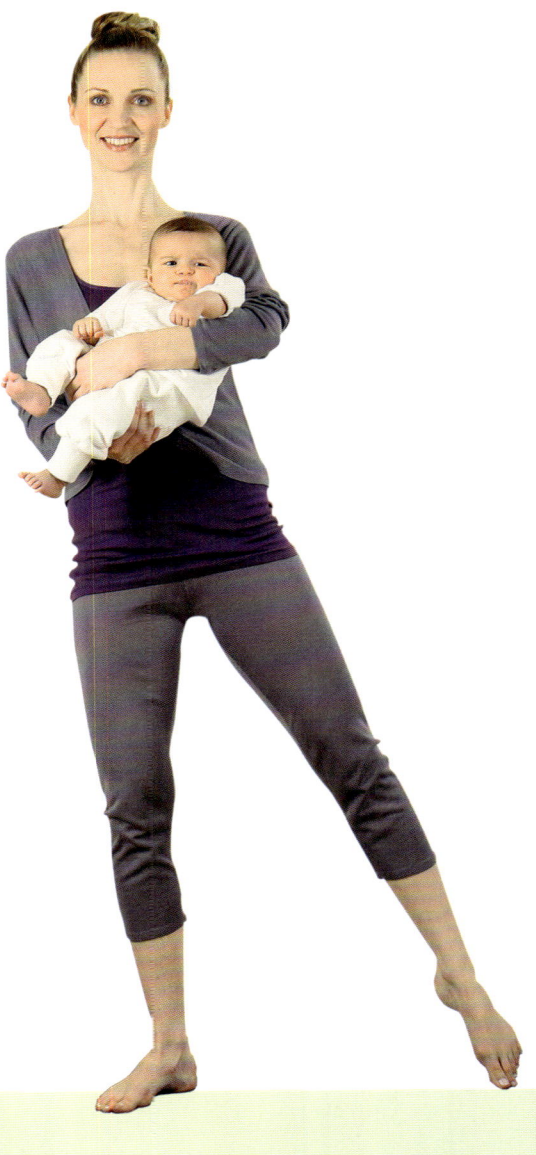

⚖ UP & DOWN

So geht's: Sie knien auf Ihrer Matte und halten Ihr Baby bequem auf dem Arm, wie es Ihnen beiden am angenehmsten ist. Füße und Knie sind zusammen, der Oberkörper ist aufrecht. Jetzt setzen Sie sich neben Ihre Füße. Aber machen Sie es sich nicht zu bequem! Kaum, dass Ihr Po den Boden berührt, kommen Sie auch schon wieder in die Ausgangsposition zurück und senken sich zur anderen Seite ab.

Wiederholungen: 5 auf jeder Seite

Das bewirkt's: Strafft die Oberschenkel- und die Gesäßmuskulatur, für eine schlanke Silhouette.

Diese Übung sollten Sie unbedingt auf einer Matte oder einer weichen Unterlage durchführen. Das schont die Knie und Fußrücken.

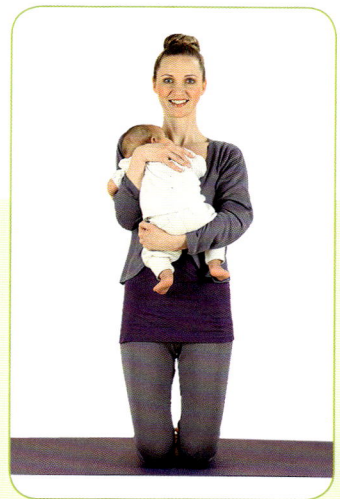 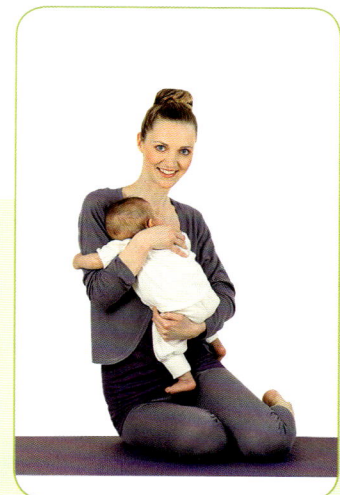

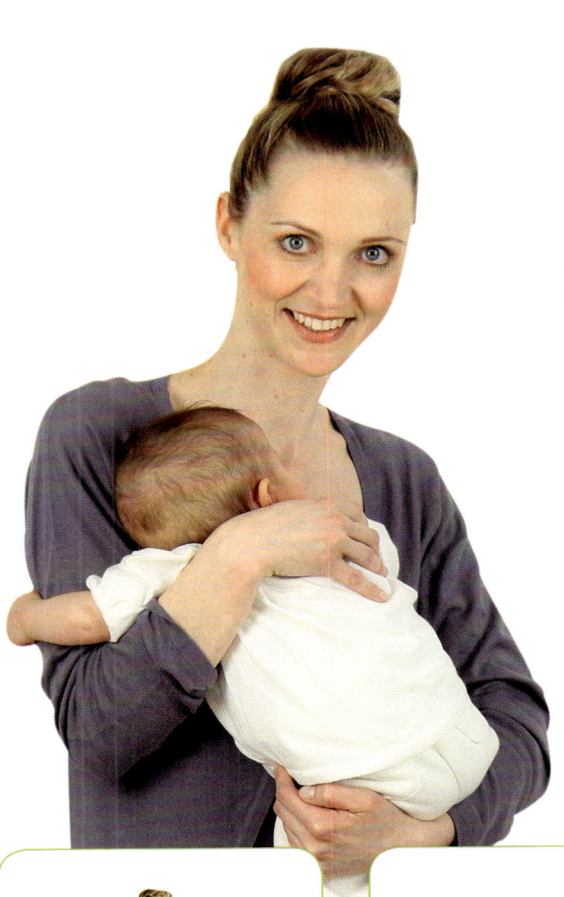

► **TIPP**

Lächeln! Dann geht's leichter. Und immer daran denken: Wer schön sein will, muss leiden!

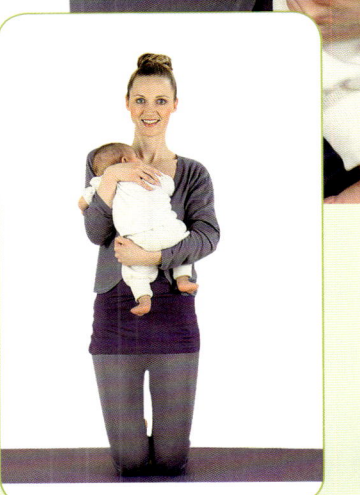

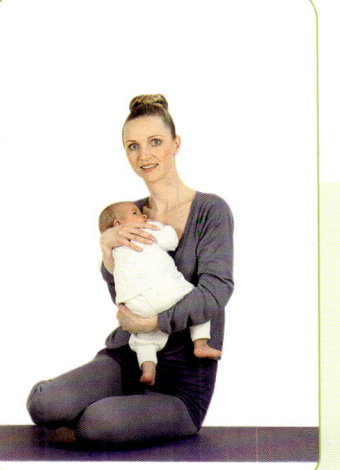

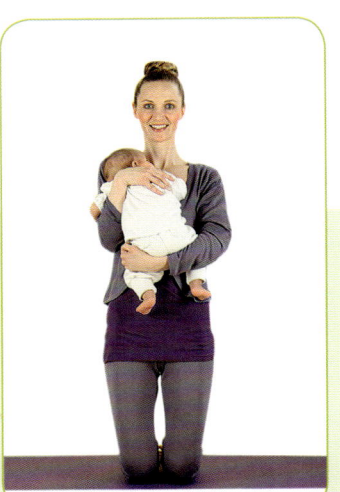

HOCHSPRUNG

So geht's: Sie sitzen auf der Matte und haben Ihre Beine leicht angewinkelt, die Füße sind hüftbreit aufgestellt. Sie halten Ihr Baby sicher im Schalengriff und »stellen« es links von sich hin. Nun heben Sie es über Ihren Kopf auf die andere Seite. Dort berührt es vorsichtig mit den Füßchen die Matte und »hüpft« wieder zurück auf die andere Seite. Ihr Baby wird sehr stolz sein, wie hoch es über Mamis Kopf auf die andere Seite »springen« kann.

Wiederholungen: 6

Das bewirkt's: Strafft die Arme, stärkt den Schulter- und Nackenbereich und den oberen Rücken.

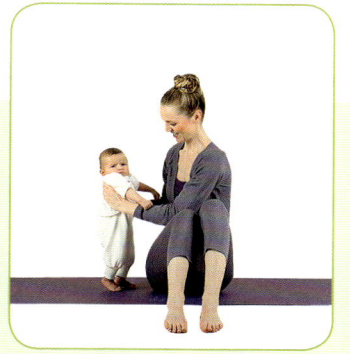 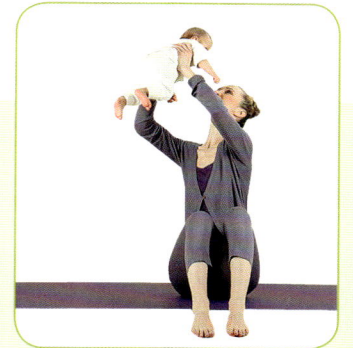 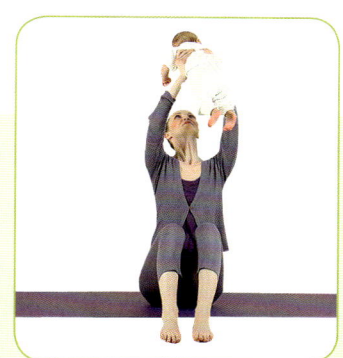

Bett, Bad, Küche & Co: Eine fantastische Übung auch außerhalb der »Sportstunde«. Im Wohnzimmer, im Bett, auf dem Spielplatz oder in der Krabbelgruppe – wo auch immer Sie mit Ihrem Kind gerne ausgelassen toben, lässt sich diese Übung spielerisch integrieren.

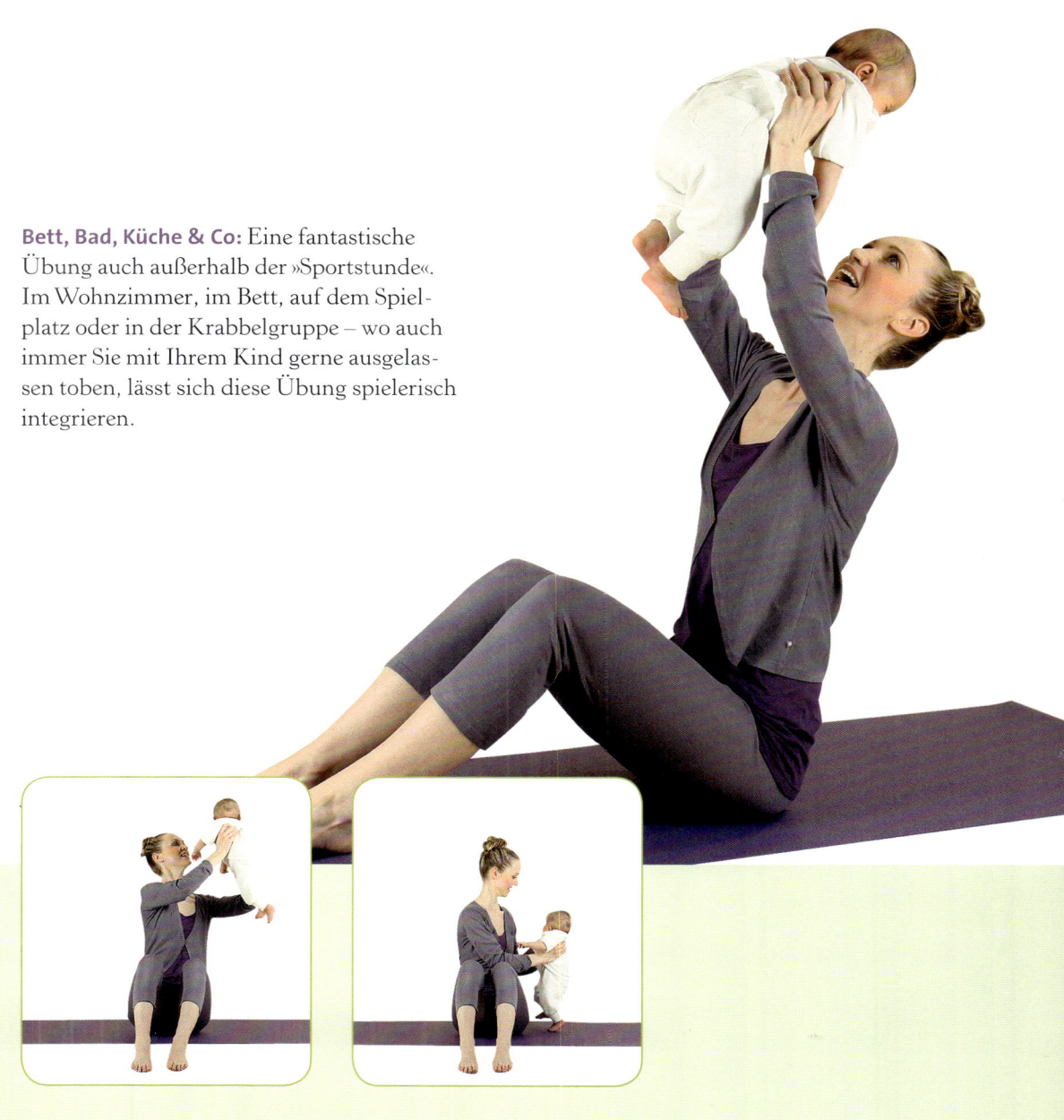

GROUND WALK

So geht's: Sie sitzen auf der Matte, der Oberkörper ist gerade, und die Beine sind ausgestreckt. Ihr Baby sitzt mit dem Rücken zu Ihnen auf Ihrem Schoß. Nun »laufen« Sie auf dem Hosenboden zwei Meter nach vorn und wieder zurück. Die Bewegung kommt ausschließlich aus der Hüfte und den Beinen. Sie schieben die rechte Hüfte nach vorn und den rechten Fuß ebenfalls. Anschließend die linke Seite usw. Dadurch entsteht eine schaukelnde Vorwärtsbewegung. Haben Sie ca. zwei Meter zurückgelegt, »rutschen« Sie wieder zurück.

Wiederholungen: 3-mal vor und zurück

Das bewirkt's: Stärkung der gesamten Becken- und Gesäßmuskulatur sowie Mobilisierung der Lendenwirbelsäule.

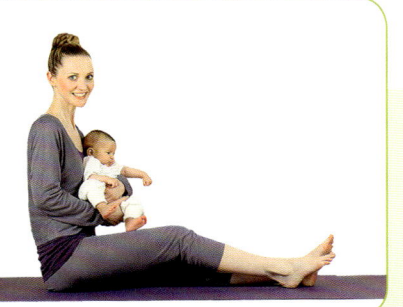

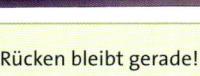

Rücken bleibt gerade!

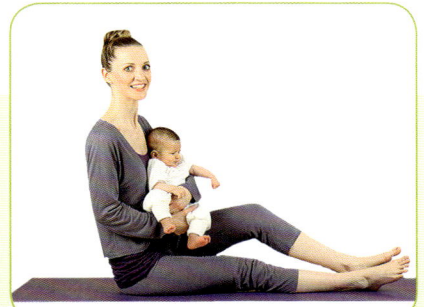

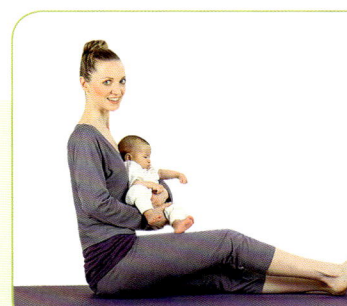

> ▶ **TIPP**
> Kennen Sie den alten Kinderreim *So fahren die Damen?* Wenn Ihr Kind schon ein bisschen besser sitzen kann, können Sie mit ihm vor und zurück marschieren und dabei den Reim aufsagen: »So fahren die Damen, so fahren die Damen. So reiten die Herren, so reiten die Herren. So juckelt der Bauer, so juckelt der Bauer ... in den Graben!« Wahlweise eignen sich natürlich auch andere Kinderreime wie *Hoppe, hoppe, Reiter!* oder *Hopp, hopp, hopp, Pferdchen lauf Galopp* (siehe Seite 124). Viel Spaß!

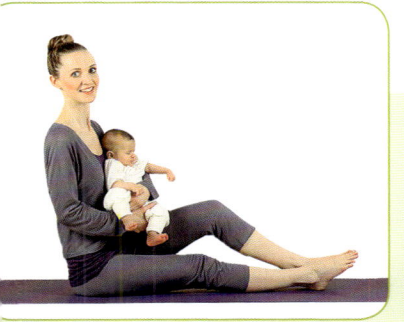

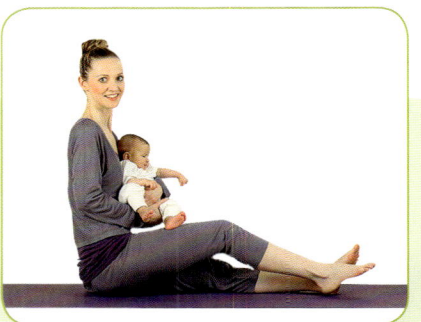

BABY PUSH

So geht's: Eine Übung für straffe Oberarme: Sie liegen stabil auf dem Rücken, Ihr Kopf befindet sich auf der Matte. Winkeln Sie nun Ihre Beine an und stellen die Füße auf die Matte. Ihr Baby halten Sie im Schalengriff auf Brusthöhe. Heben Sie Ihr Kleines nun hoch Richtung Kopf und senken es wieder zur Brust ab. Dabei führen Sie Arme und Ellenbogen eng am Körper entlang.

Wiederholungen: 10

Das bewirkt's: Trainiert die Brust- und Schultermuskulatur und stärkt die hintere Oberarmmuskulatur (Trizeps).

Bett, Bad, Küche & Co: Das ist auch eine schöne Guten-Morgen-Übung für kuschelige Babys, die gern noch ausgiebig im Bett toben, bevor der Tag so richtig beginnt.

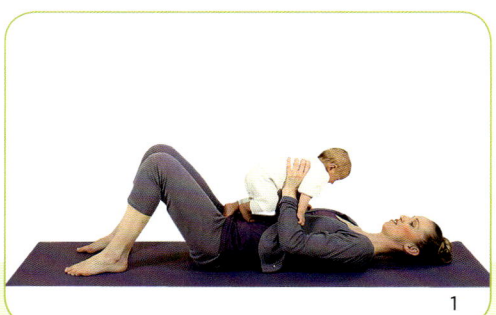
1

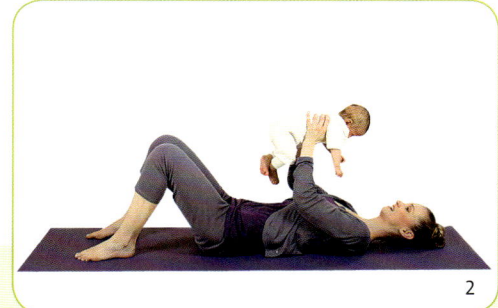
2

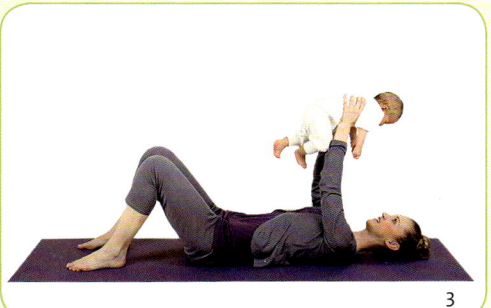
3

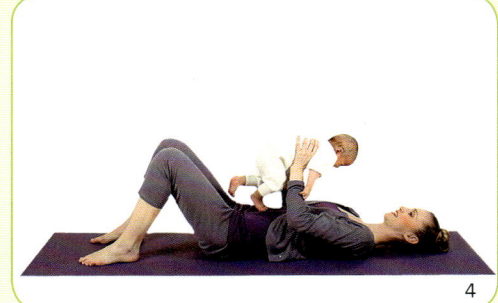
4

Erreicht Ihr Baby den höchsten Punkt, sollten Ihre Ellenbogen noch immer leicht gebeugt sein. So ist die Übung effektiver für die Armmuskulatur und gelenkschonender.

BABY LIFT

So geht's: Sie sitzen auf der Matte, haben die Beine leicht angewinkelt und legen Ihr Baby mit dem Bauch auf Ihre Unterschenkel. Das Köpfchen ruht auf Ihren Knien, sodass Sie sich anschauen können. Halten Sie Ihr Kind während der ganzen Zeit sicher in dieser Position. Nun rollen Sie etwas nach hinten, bis Sie mit dem gesamten Lendenwirbelbereich den Boden berühren. Ihr Baby heben Sie mit den Unterschenkeln hoch und wieder runter. Nur die Unterschenkel bewegen sich und bilden am höchsten Punkt einen rechten Winkel mit Ihren Oberschenkeln.

Wiederholungen: 5

Das bewirkt's: Strafft die vordere Oberschenkelmuskulatur.

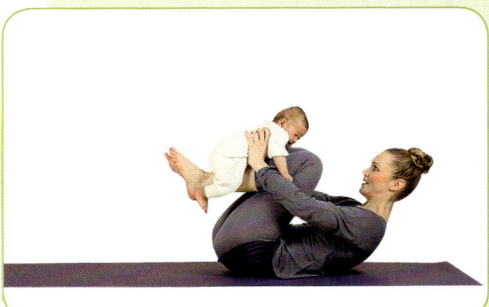

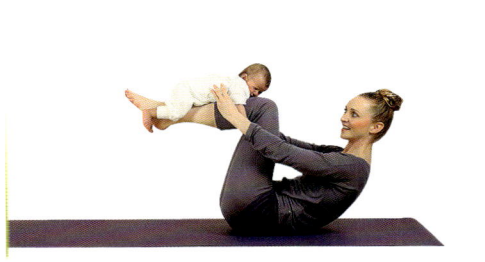

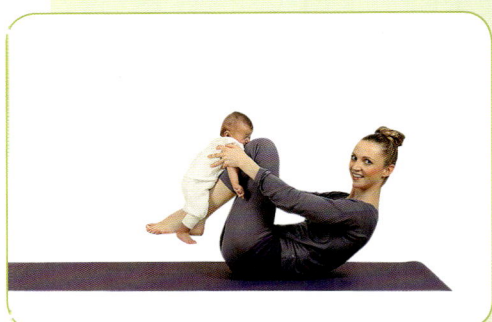

Je größer der Abstand zwischen Oberkörper und Beinen, desto anstrengender und stärker der Trainingseffekt!

BABYSCHAUKEL

So geht's: Setzen Sie sich auf den vorderen Teil der Matte. Die Beine sind angewinkelt, und Ihr kleiner Liebling nimmt auf Ihrem Schoß Platz. Sie schauen beide in dieselbe Richtung. Mit dem nächsten Einatmen rollen Sie langsam nach hinten, bis nur noch die Schulterblätter Kontakt mit dem Boden haben. Beim Ausatmen rollen Sie wieder in die Ausgangsposition zurück. Halten Sie während der ganzen Zeit Ihr Baby sicher mit beiden Armen umschlungen.

Wiederholungen: 10

Das bewirkt's: Die gesamte Haltemuskulatur der Wirbelsäule wird massiert und Verspannungen im unteren Rücken werden gelockert. Zusätzlich trainieren Sie Ihre Bauchmuskulatur.

Darauf sollten Sie achten: Nicht geeignet bei schweren Rückenproblemen (z.B. ausgeprägter Skoliose oder Bandscheibenvorfällen)! Rollen Sie nur so weit nach hinten, wie es Ihnen mit Ihrem Baby möglich ist.

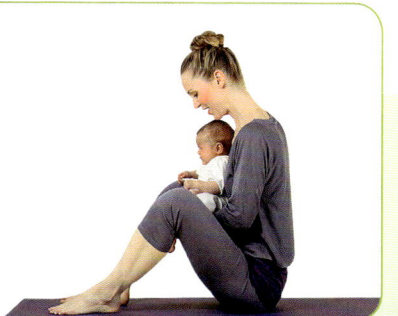 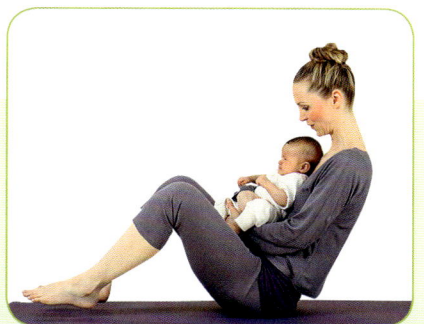 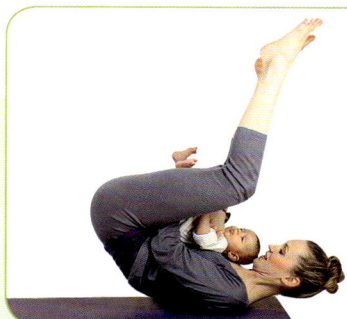

Die Rollbewegung sollte so rund und langsam wie möglich durchgeführt werden.

Bett, Bad, Küche & Co: Diese Übung ist ein
guter Start in den Tag. Einfach morgens im
Bett vor- und zurückrollen.

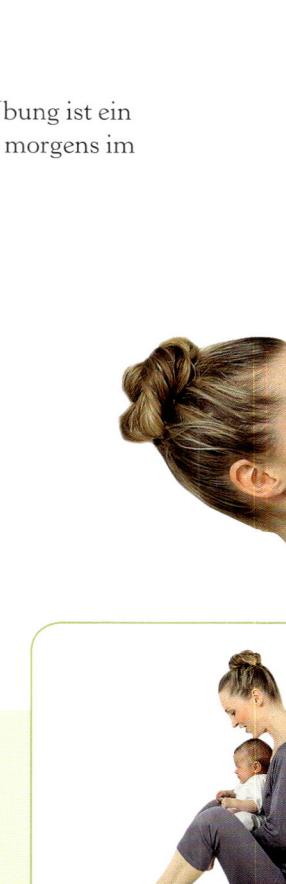

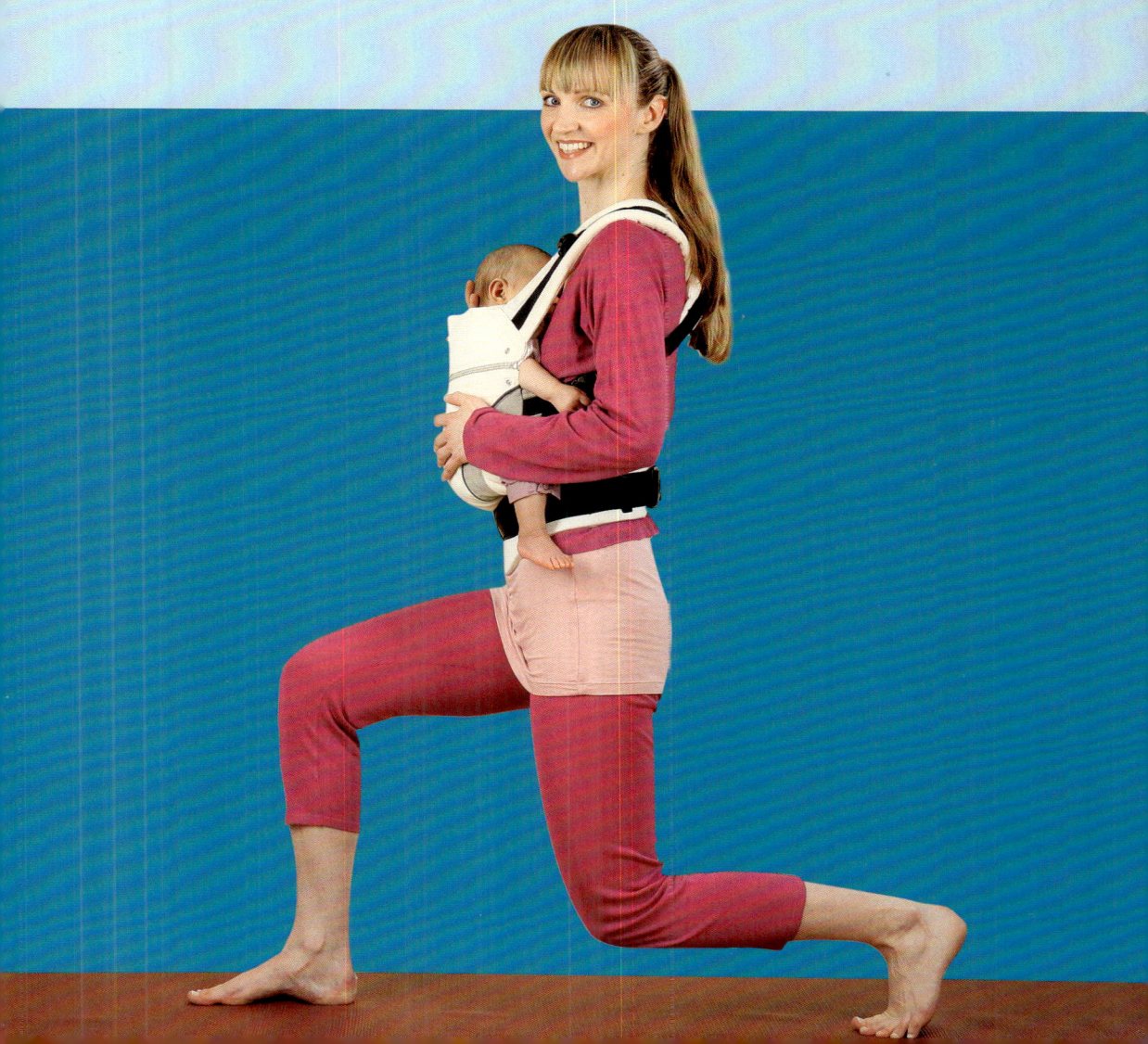

DAS BABY IM TRAGESYSTEM

KOMM AN MEIN HERZ

Tragesysteme sind nicht bei jeder Frau beliebt. Bei meinem Sohn wurde mir das Tragetuch als unverzichtbare und tolle Hilfe im Haushalt angepriesen. Endlich könne die Hausarbeit erledigt werden, obwohl das Baby schläft oder Nähe braucht. Einfach das Kleine ins Tuch und los geht's. Das hab ich nie geschafft. Obwohl ich mich nach etwas Übung mit den verschiedenen Wickeltechniken auskannte und das Tragetuch dem Kinderwagen häufig vorzog, konnte ich die typischen Hausarbeitsbewegungen (Vor- und Zurückbeugen, hoch und runter etc.) nicht mit meinem Kind vor mir im Tuch durchführen. Ich hatte immer das Gefühl, es würde zu sehr durchgeschüttelt. Bei meinem zweiten Kind bin ich auf ein Tragesystem umgestiegen und fand es fantastisch. Ich habe verstanden, was andere Mütter damit meinten, als sie sagten, sie hätten endlich die Arme wieder frei.

Letztendlich werden Sie selbst herausfinden, ob das etwas für Sie ist. Ich kann es nur empfehlen, erst recht für sportliche Unternehmungen. Wenn Sie bedenken, wie schwer Ihr Kleines ist, wird der Spaziergang am Morgen zum wahren Powerwalking. Und auch für die Übungen in diesem Kapitel fungiert Ihr Baby als Zusatzgewicht. Der Vorteil: Sie haben die Arme frei, um sich optimal auszubalancieren, und Ihr Baby spürt Ihr Herz und Ihre Wärme, riecht Ihre Haut und wird sanft durch die vertrauten, schaukelnden Bewegungen beruhigt. Der Schwierigkeitsgrad erhöht sich ganz automatisch mit jedem Gramm, das Ihr Baby in den folgenden Monaten zulegt. Achten Sie darauf, dass Ihr Kind in »Kusshöhe« angeschnallt ist. Wenn Sie es bequem auf den Kopf küssen können, ist alles gut. Dann sitzt auch das Gewicht für die Übungen an der richtigen Stelle. Sie haben kein Tragesystem oder -tuch? Macht nichts. Halten Sie Ihr Baby einfach selbst fest. Dann haben Sie zwar nicht mehr die Hände und Arme frei, aber ein Grund, die Übungen aus dieser Rubrik zu schwänzen, ist das natürlich nicht! Gleiches gilt, wenn Sie vereinzelte Übungen herausgreifen und mit Ihrem Trainingsprogramm aus anderen Rubriken kombinieren möchten. Auch dafür müssen Sie nicht extra Ihr Kleines »umschnallen«.

NACKENÜBUNG

Wiederholungen: 5
Dauer: 5 Sekunden jede Seite

So geht's: Sie stehen gerade. Die Füße sind hüftbreit auseinander. Lockern Sie Ihre Schultern und die Arme, und strecken Sie sich nach oben. Der Hals ist lang und die Schultern bleiben tief. Drehen Sie den Kopf langsam zur Seite, ohne Oberkörper oder Schultern zu bewegen. Schauen Sie so weit wie möglich nach hinten. Halten Sie diese Position 5 Sekunden. Anschließend drehen Sie den Kopf vorsichtig zur anderen Seite und halten auch hier wieder für 5 Sekunden die Spannung. Bei dieser Übung absolvieren Sie nur einen Durchgang, unabhängig vom Ergebnis Ihres Fitnesstests.

Das bewirkt's: Entspannt Nacken und Schultern.

> ▶ **TIPP**
> Diese Übung eignet sich wieder sehr gut für ein kleines Spiel mit Ihrem Baby. Zählen Sie hierfür laut die Sekunden, und wenn Sie den Kopf wieder zu Ihrem Baby bewegen, begrüßen Sie es mit einem freundlichen »DA!«.

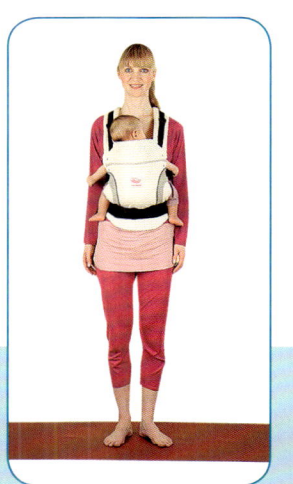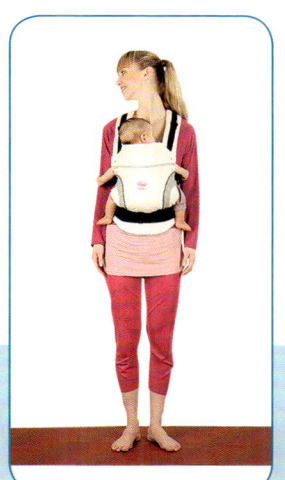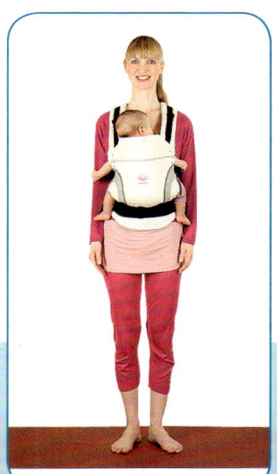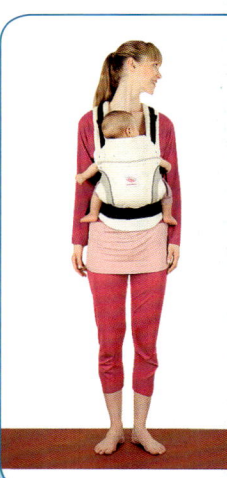

Lang gestreckter, unbeweglicher Oberkörper, die Bewegung erfolgt ausschließlich durch Drehung des Kopfes.

⚖ WARM UP

So geht's: Sie stehen stabil und aufrecht, die Füße sind hüftbreit auseinander. Beginnen Sie jetzt, die Fersen abwechselnd abzuheben und wieder zu senken. Die Fußballen bleiben fest auf dem Boden. So entsteht eine wippende Bewegung, die sanft den »Motor« zum Laufen bringt.

Das bewirkt's: Der Kreislauf kommt in Schwung, und Sie stimmen sich auf das kommende Training ein.

Dauer: 5 Minuten

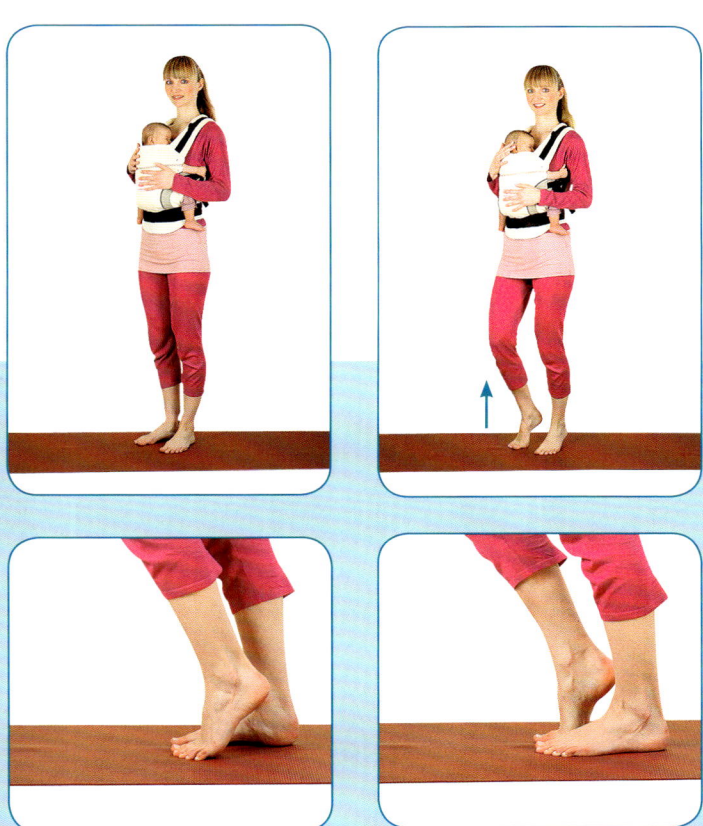

Darf's ein bisschen mehr sein? Zu wenig
Pep? Na dann hoch mit Knien und Füßen
und auf der Stelle marschieren.

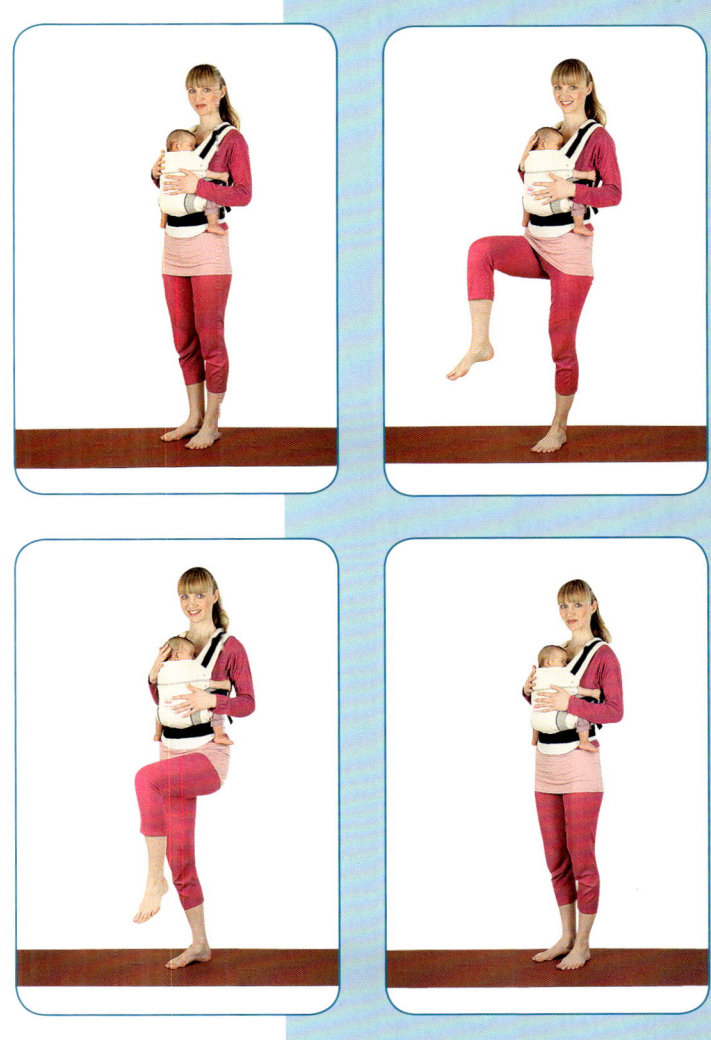

⚖️ VENUSTRAINING

So geht's: Sie stehen stabil und aufrecht, Ihre Füße sind hüftbreit auseinander, und die Fußspitzen zeigen leicht nach außen. Die Kniegelenke bleiben leicht gebeugt. Sie heben die Fersen kontrolliert nach oben und senken sie langsam wieder ab.

Wiederholungen: 10

Das bewirkt's: Bringt müde Beine wieder in Schwung. Durch die Kontraktion der Wadenmuskulatur werden die Blutgefäße in den Beinen massiert. Der Rückfluss des Blutes aus den Beinen zum Herzen wird gefördert. Das gilt auch für den Lymphfluss. Dieser bewirkt, dass die Beine entwässert und somit leichter und schlanker werden.

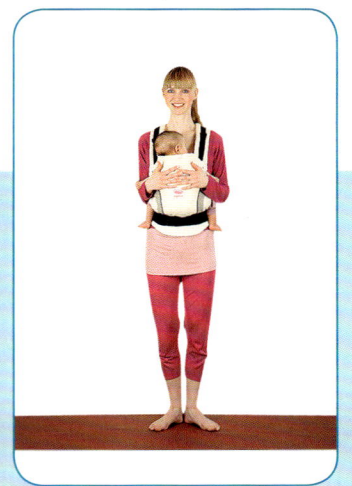 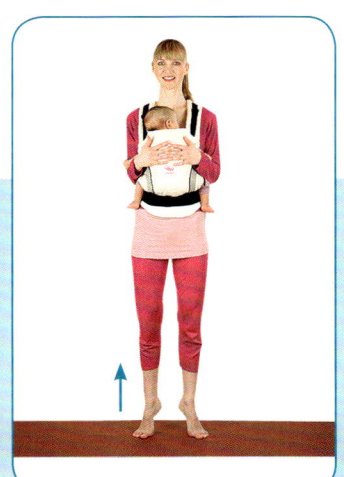 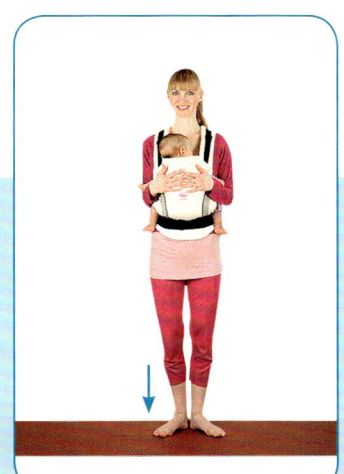

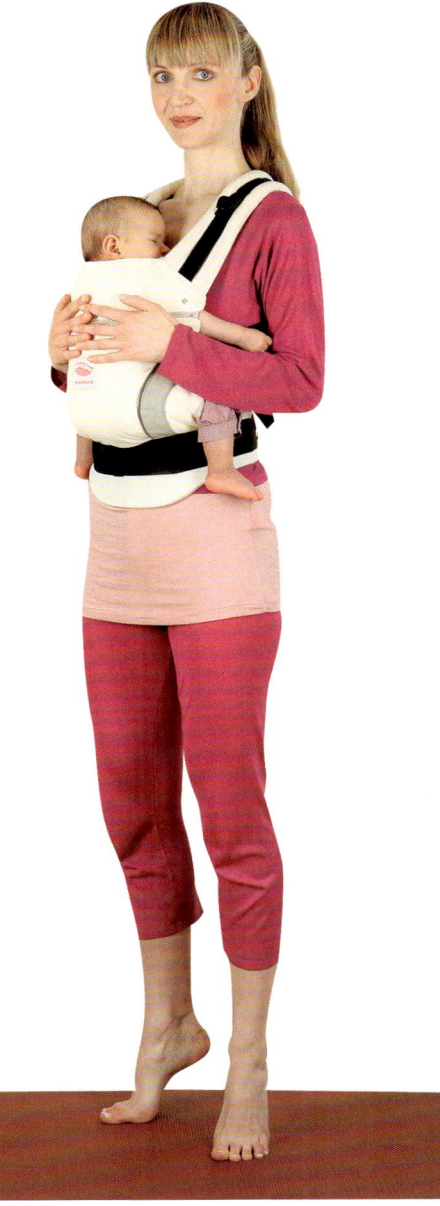

Darf's ein bisschen mehr sein? Durch langsames, kontrolliertes Drehen der Füße wird diese Übung gleich ein bisschen anspruchsvoller. Sie gehen wie gehabt nach oben, drehen dann die Fersen nach innen und setzen sie wieder ab. Aus dieser Position gehen Sie wieder nach oben, drehen die Fersen zurück in die Ausgangsposition und setzen sie erneut langsam und kontrolliert ab.

Bett, Bad, Küche & Co: Diese Übung lässt sich wirklich überall anwenden: beim Kochen, in der Warteschlange im Supermarkt, beim Zähneputzen …

AUSFALLSCHRITT

So geht's: Ihr Kleines befindet sich idealerweise im Tragesystem. So haben Sie ein süßes Zusatzgewicht und die Arme frei, um die Balance zu halten. Machen Sie einen großen Ausfallschritt. Der Oberkörper ist aufrecht und gerade. Bauch und Gesäß sind angespannt. Ihr Blick ist nach vorne gerichtet. Beide Beine beugen, bis das hintere Knie fast den Boden berührt. Der vordere Fuß wird auf seiner gesamten Fläche belastet, der hintere steht auf dem Ballen. Nun werden beide Beine gestreckt, bis die Kniegelenke nur noch leicht gebeugt sind. Anschließend erneut beugen.

Wiederholungen: 10 auf jeder Seite

Das bewirkt's: Mit dieser Übung trainieren Sie Ihre gesamte Bein- und Gesäßmuskulatur. Zusätzlich schulen Sie noch Ihre Koordination und den Gleichgewichtssinn.

Darauf sollten Sie achten: Diese komplexe Übung ist koordinativ sehr anspruchsvoll. Halten Sie während des Trainings die Körperspannung, und achten Sie dabei auf einen geraden Rücken und eine stolze Brust. Gehen Sie nur so tief, wie Sie ein sicheres Gefühl für die Bewegung haben.

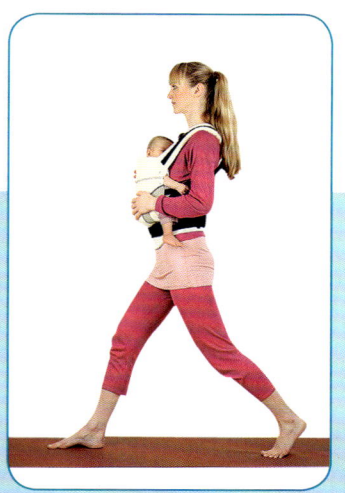 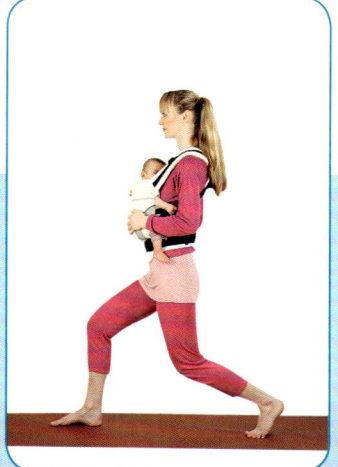 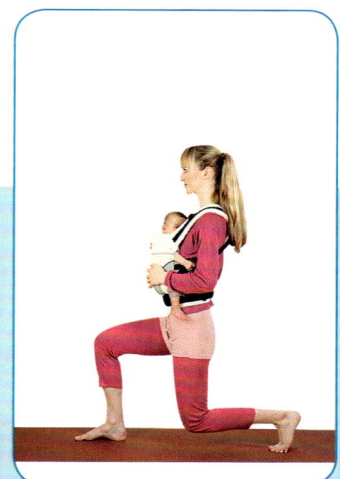

► TIPP

Ob Sie die Beine tief genug beugen, kontrollieren Sie am besten im Spiegel. Sie können auch eine Freundin oder Ihren Partner darum bitten, den 90 Grad-Winkel zu überprüfen.

Darf's ein bisschen mehr sein? Sie verstärken den Trainingseffekt, wenn Sie, am tiefsten Punkt der Beuge angelangt, Ihren Schweinehund zu 10 weiteren kleinen Auf- und-ab-Bewegungen kurz über dem Boden überreden können – auf jeder Seite natürlich.

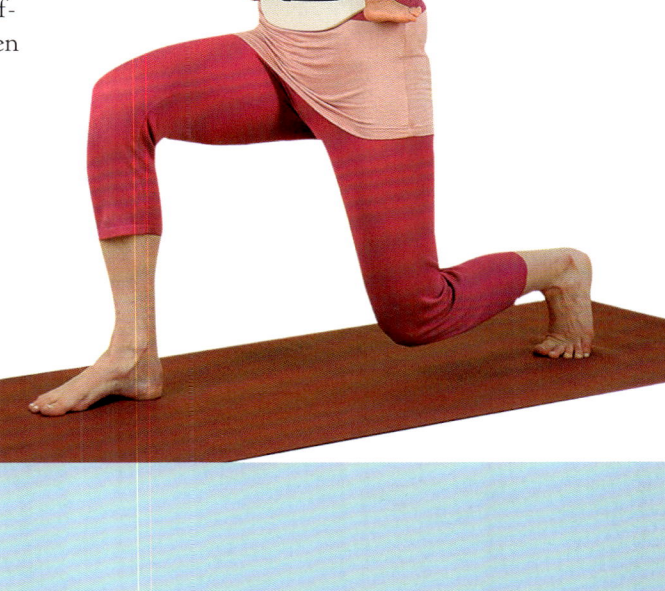

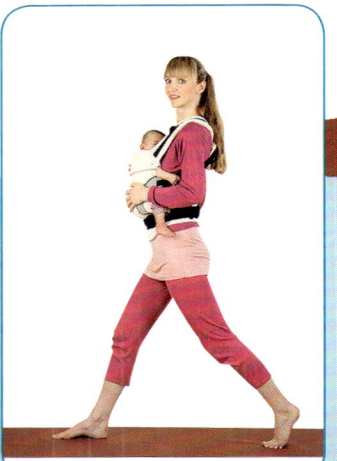

Das Körpergewicht ist mittig. Das vordere Bein sollte im 90 Grad-Winkel gebeugt werden und das Knie nicht über die Fußspitze zeigen.

BECKENSCHAUFEL

So geht's: Sie knien auf der Matte, die Knie berühren sich, die Füße sind zusammen. Strecken Sie Ihren Oberkörper so hoch wie möglich. Jetzt senken Sie langsam den Po Richtung Fersen ab, aber kurz bevor er die Fersen berührt – stopp – Becken langsam nach vorn kippen und diese Position kurz halten. Mit nach vorn gekipptem Becken kommen Sie nun wieder in die Ausgangsposition. Hatten Sie das Gefühl einer »schaufelnden« Bewegung, haben Sie alles richtig gemacht.

Wiederholungen: 10

Das bewirkt's: Trainiert die Gesäß- und vordere Oberschenkelmuskulatur. Außerdem wird die Lendenwirbelsäule mobilisiert.

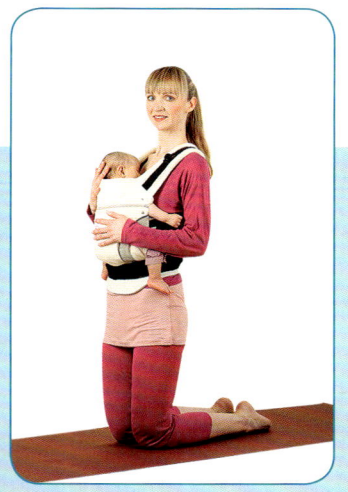
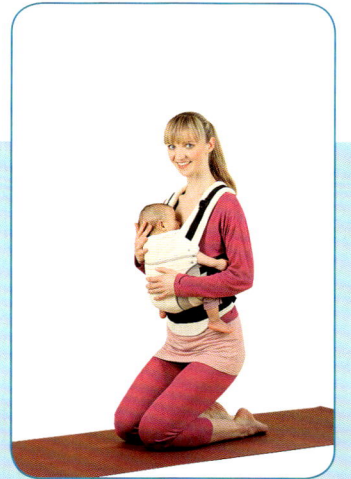
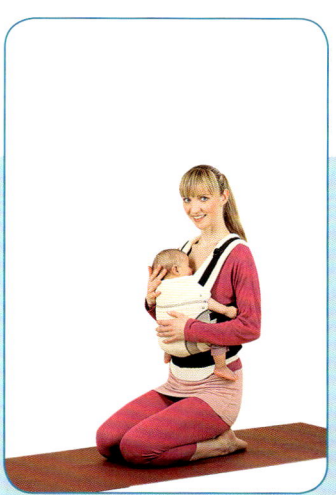

Bewegen Sie sich mit präziser Anmut. Denken Sie an das Ergebnis!

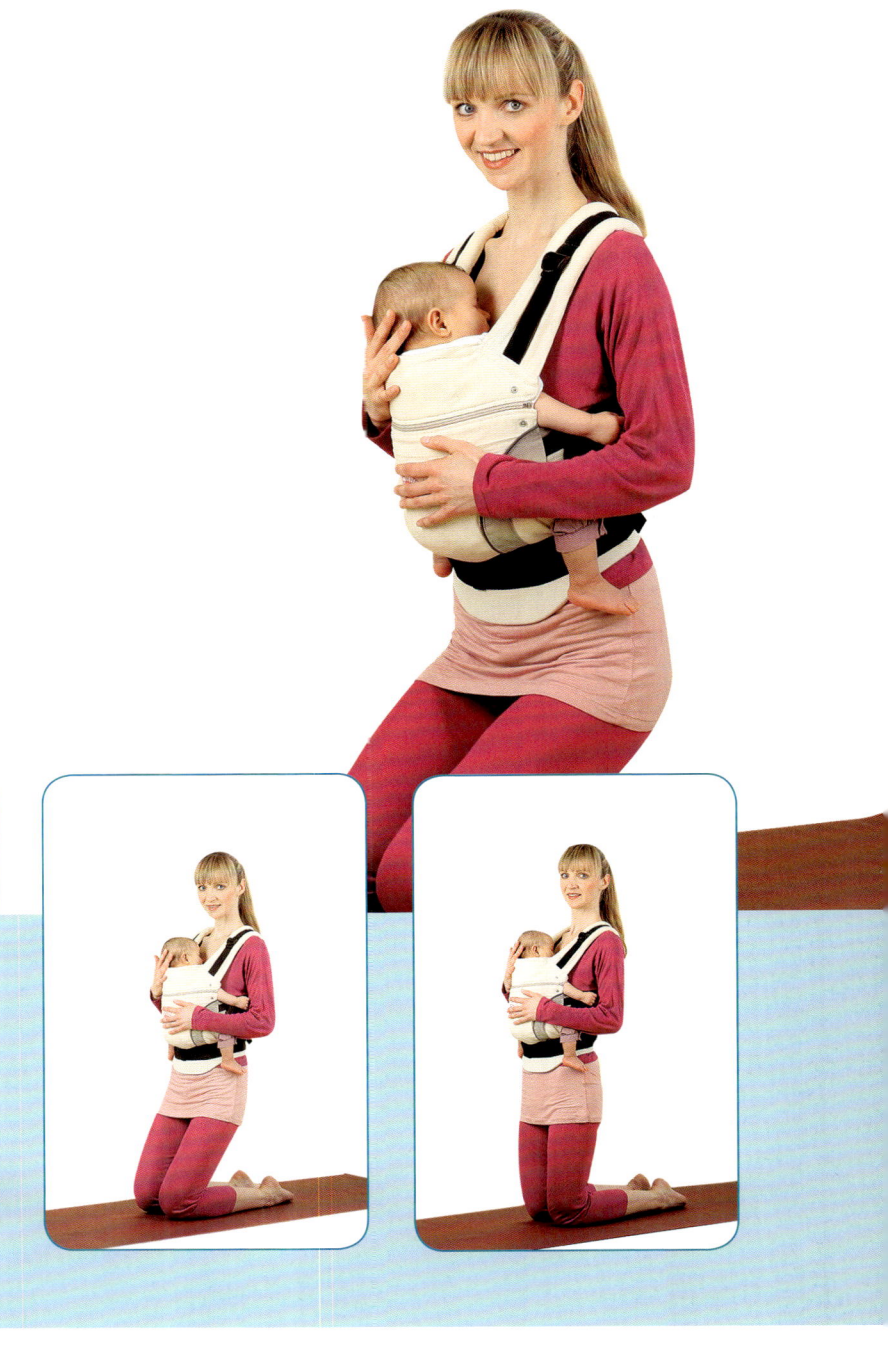

KURZPROGRAMME

EINMAL PROBLEMZONE, BITTE!

Sie möchten gezielt eine bestimmte Körperregion trainieren,
ganz unabhängig von Babys Stimmung? Dann sind die Kurz-
programme für Sie genau richtig! Hier sehen Sie auf einen
Blick ausgewählte Übungen aus dem gesamten KnuddelFit-
Programm. Als Erinnerungsstütze dient jeweils ein Foto.

Straffer Bauch

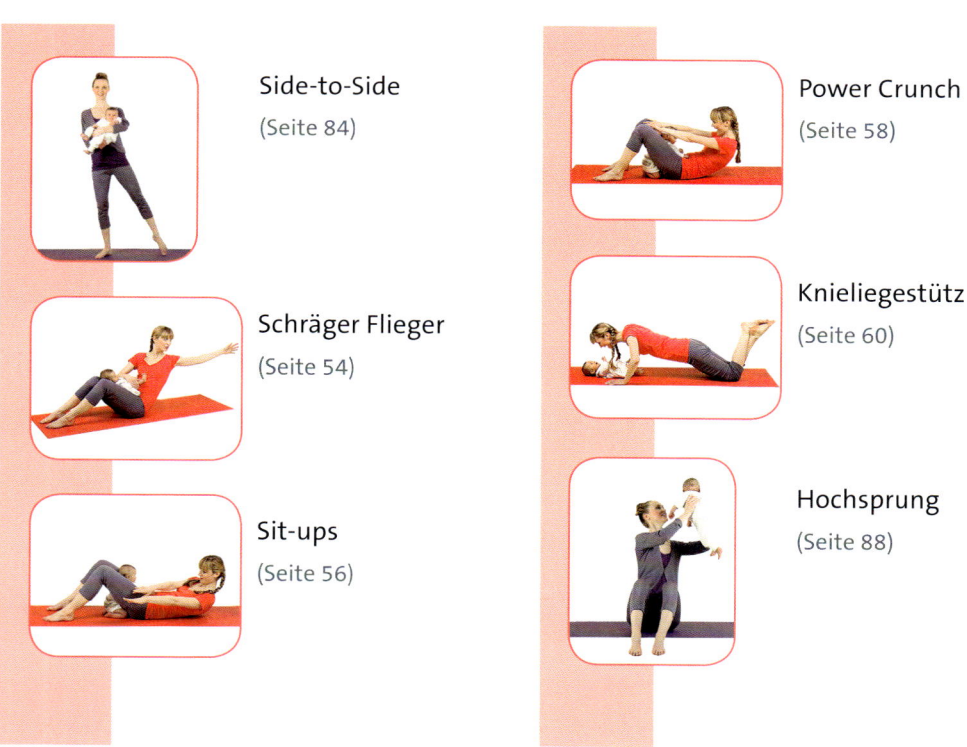

Side-to-Side

(Seite 84)

Power Crunch

(Seite 58)

Schräger Flieger

(Seite 54)

Knieliegestütz

(Seite 60)

Sit-ups

(Seite 56)

Hochsprung

(Seite 88)

Schöne Beine

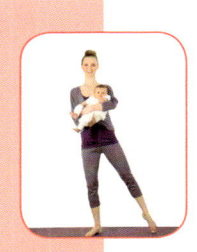

Side-to-Side
(Seite 84)

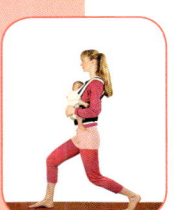

Ausfallschritt
(Seite 104)

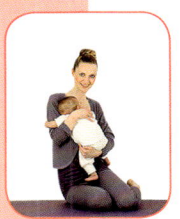

Up & down
(Seite 86)

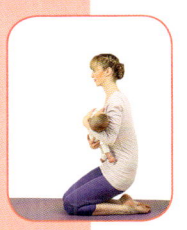

Hula-Hoop
(Seite 74)

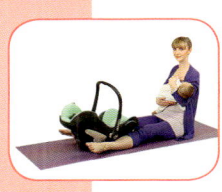

Chopsticks
(Seite 76)

Starker Rücken

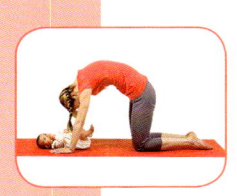

Katzenbuckel-Hunderücken
(Seite 49)

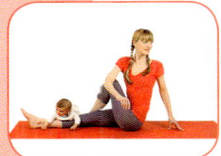

Oberkörper-drehung
(Seite 52)

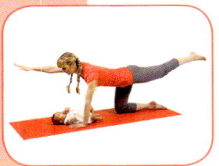

Rückenfreund
(Seite 62)

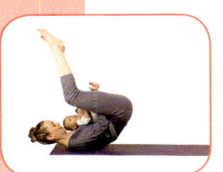

Babyschaukel
(Seite 94)

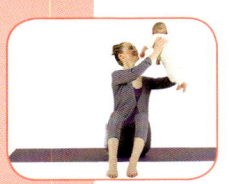

Hochsprung
(Seite 88)

Knackiger Po

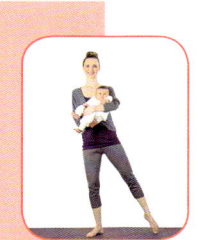

Side-to-Side
(Seite 84)

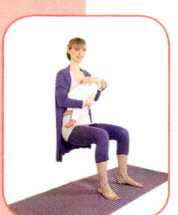

Sit down
(Seite 72)

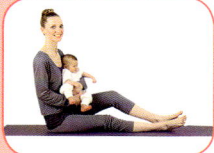

Ground Walk
(Seite 90)

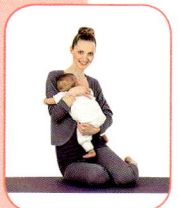

Up & down
(Seite 86)

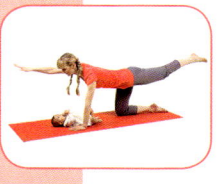

Rückenfreund
(Seite 62)

KnuddelFit-Mini

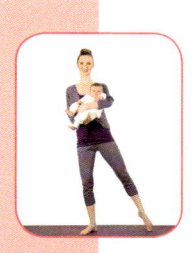

Side-to-Side
(Seite 84)

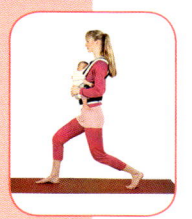

Ausfallschritt
(Seite 104)

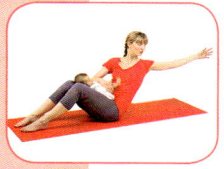

Schräger Flieger
(Seite 54)

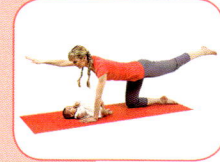

Rückenfreund
(Seite 62)

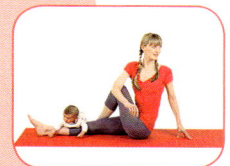

Oberkörper-
drehung
(Seite 52)

ERNÄHRUNG

TRAUMFIGUR ADE? VON WEGEN!

Was wir Frauen nach der Schwangerschaft an Muskeln zu wenig haben, haben wir an Fettpölsterchen zu viel. In 40 Wochen hat sich so einiges angesammelt. Und leider können wir niemandem dafür die Schuld in die Schuhe schieben. Wir selbst haben nachgegeben, wenn wir Appetit auf Eis hatten, obwohl wir doch schon eine große Portion Pasta (natürlich mit fettiger Soße und Käse) zum Abendbrot gegessen haben und Sahnejoghurt als Nachtisch und den Schokoriegel als Nach-Nachtisch und nach dem Eis anschließend noch ein Wurstbrot, um den Säurehaushalt wieder geradezubiegen. Wie die Rettungsringe wachsen konnten, ist allzu offensichtlich. Doch warum ist das so? Warum sind wir während der Schwangerschaft so wahnsinnig verfressen?

DIE GENE SIND SCHULD

»Wir« sind gar nicht so maßlos, sondern das, was die Schwangerschaft Tag für Tag aus uns macht. Nicht nur, dass wir uns äußerlich verändert haben, auch unsere Persönlichkeit ist sofort auf *schwanger* programmiert. Und so ziehen wir los wie die Hamster, legen Vorräte an, trimmen unser »Nest« auf gemütlich, weinen bei jeder kitschigen Fernsehsendung unzählige Taschentücher voll und tyrannisieren unsere Umwelt mit permanenten Stimmungsschwankungen. Nein, »wir« sind das nicht! Das, was von uns übrig ist, folgt willenlos den Befehlen unserer Hormone. Dazu gehört eben auch, dass wir alles, was nicht niet- und nagelfest ist, in uns hineinstopfen. Die Lust auf eine Überdosis Kalorien ist seit Urzeiten in unseren Genen verankert und hat sich auch im Zeitalter von »Size Zero« nicht geändert.

Die dahintersteckenden genetischen Programme haben sich in Jahrtausenden herausgebildet und bewährt. Damals war Nahrung eine sehr unsichere Angelegenheit. Also musste sich die werdende Mama zielstrebig Energiedepots anfuttern, um eine ausreichende Milchproduktion zu sichern. Nur so konnte der Säugling auch während Hungersnöten überleben.

> ▶ **SCHÖN RUND**
>
> In allen Völkern der Welt wird die Fruchtbarkeitsgöttin als runde und pralle Schönheit dargestellt und verehrt. Die Idealfigur, wie sie uns die Medien mit ihren Magermodels heute verkaufen wollen, wäre garantiert als kränklich und wenig fruchtbar bemitleidet worden.

PIZZAHOTLINE & CO

Glücklicherweise ist es in unseren Breiten so einfach und bequem wie nie zuvor, an Nahrungs- und Genussmittel heranzukommen. In scheinbar unbegrenzter Menge stehen sie uns zur Verfügung. Welche Schwangere kann da schon widerstehen, wenn die nächste heiße Pizza nur einen Telefonanruf entfernt ist? Also bunkern wir gründlich Energiereserven. Man kann ja nie wissen. Fett ist der energiereichste Vorratsspeicher des Körpers. Ein Kilogramm Körperfett besitzt die gewaltige Energiemenge von 7500 Kilokalorien. Das entspricht bei normaler Bewegung etwa einem Bedarf von gut drei Tagen Nulldiät.

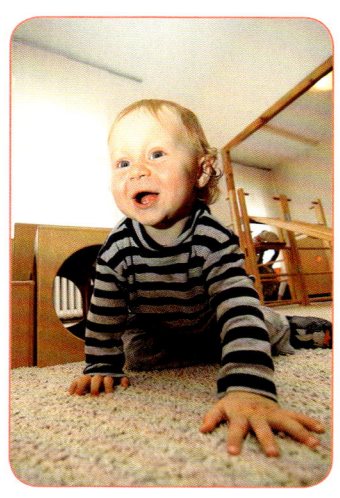

Im Durchschnitt nimmt eine Schwangere bis zur Geburt 15 bis 20 Kilogramm zu, wovon das Baby gerade mal dreieinhalb wiegt. Selbst wenn Sie noch großzügig zwei Kilo für das Fruchtwasser berechnen und drei Kilo für Wassereinlagerungen im Gewebe, bleiben immer noch sieben bis zwölf Kilogramm nach der Entbindung übrig. Eine Hungerkatastrophe ist glücklicherweise nicht in Sicht, also wohin nur mit der ganzen Energie?

Einen Teil verbrennen die ersten aufregenden Monate nach der Geburt. Vor allem, wenn Sie voll stillen, verbrauchen Sie täglich 300 bis 600 Kalorien mehr. So viel, wie wenn Sie eine Stunde joggen würden. Ihr ganzer bisheriger Alltag strukturiert sich neu. Das ist stressig und anstrengend und kostet Sie viel Energie. Immer liebevoll und freundlich zu bleiben, trotz einer 70-Stunden-Woche mit chronischem Schlafdefizit ist wahnsinnig kräftezehrend. Auch wenn Sie so schnell wie möglich wieder Ihre Figur zurückhaben wollen, versuchen Sie, etwas geduldig zu bleiben und geißeln Sie Ihren Körper nicht zusätzlich mit Diäten. Sie könnten eine Figur bekommen, die Ihnen nicht gefallen wird. Im schlimmsten Fall werden Sie abgemagert aussehen und Ihr vormals so schönes Dekolleté ist verschwunden, denn das ganze Fett ist aus dem Busen in die Milch gewandert. Auf die paar Wochen kommt es doch nun auch nicht an, oder?

Mit dem nötigen Wissen über Ihren Körper, mit Bewegung und der richtigen Ernährung rückt der Traum vom Wohlfühlgewicht in greifbare Nähe und lässt sich auch dauerhaft in die Realität umsetzen.

DU BIST, WAS DU ISST – ZEHN FAKTEN RUND UM DIE ERNÄHRUNG

1. »Drei Mahlzeiten über den Tag verteilen und ausreichend trinken.«

Ihr Körper geht nur an die Energiereserven, wenn er muss. Erhält er genug Energie über die Nahrung, bleiben die Reserven verschont. Wir brauchen also ein Energiedefizit, damit die Fettdepots verschwinden. Das ist leider gar nicht so einfach, da unser Körper bei Energiemangel sofort Alarm schlägt. Ein unwiderstehlicher Appetit sorgt für Nachschub. Wenn wir jedes Mal nachgeben, haben wir keine Chance, das Fett wegzubekommen. Essen Sie regelmäßig drei Mahlzeiten pro Tag. Wenn Sie satt sind, haben Sie auch keinen Appetit mehr.

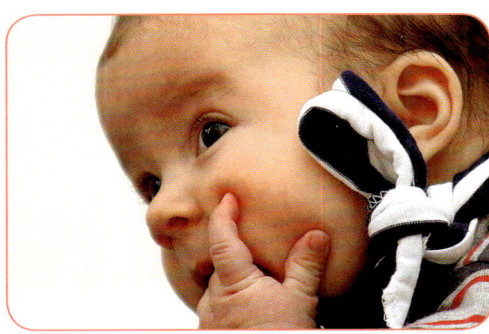

Ein Eis geht immer? Ich weiß, aber wenn der Bauch voll ist, können Sie sicher leichter widerstehen. Zwischen den Mahlzeiten reichen kalorienfreie Getränke. Wer lieber fünf Mahlzeiten über den Tag verteilt, läuft

Gefahr, die empfohlene kleine Energiemenge zu überschreiten und nascht nur unnötige Kalorien. Zwischen den Mahlzeiten sollte ein Abstand von vier bis sechs Stunden liegen. Wenn Sie länger nichts essen oder gar eine Mahlzeit weglassen, denkt Ihr Körper, dass es eine Nahrungsmittelknappheit gibt und passt seinen Energiebedarf an. Das Abnehmen fällt dann noch schwerer.

2. »Speise morgens wie ein Kaiser, mittags wie ein König und abends wie ein Bettelmann.«

Verteilen Sie die Kalorien entsprechend Ihrer Aktivitäten über den Tag. Die Wahrscheinlichkeit, dass Sie sich tagsüber nach dem Essen viel bewegen, ist deutlich höher als nach einem großen Abendessen. Sie kennen bestimmt einige Freundinnen, die morgens nur wenig essen, dann den ganzen Tag fast gar nichts, abends dafür ausgiebig warm und die immer unzufriedener mit ihrer Figur werden. Die Ursache ist leicht erklärt: Der Körper wird den ganzen Tag trainiert, mit wenig Kalorien auszukommen und am Abend wird er dann überfüttert. Die darauffolgende Bewegung beschränkt sich meist nur noch auf kurze Wege von der Küche zur Couch und von da ins Bad und anschließend ins Bett, sodass der Körper das Abendessen als Reserve für den nächsten Tag anlegt. Fehlt weiterhin die körperliche Arbeit, werden auch diese Fettreserven nicht verbraucht. Dieser Zyklus wiederholt sich schließlich mehrmals die Woche und die Betroffenen wundern sich, dass sie kein Gewicht verlieren, obwohl sie den ganzen Tag fast nichts essen.

► **ANDERE LÄNDER**

In einigen Kulturen wird die Hauptmahlzeit am Abend gegessen und die Familien leiden trotzdem nicht an Übergewicht. Das hat etwas mit den klimatischen Verhältnissen und dem daraus resultierenden Tagesablauf in diesen Ländern zu tun. Dort ist es tagsüber sehr heiß, und mit einem vollen Bauch kann man bei Hitze nur sehr schlecht arbeiten. Könnten Sie sich vielleicht vorstellen, in Ägypten nach einem »English Breakfast« auf dem Feld zu arbeiten?

3. »Schlanke Genießer essen langsam.«

Wenn Sie Mahlzeiten zu sich nehmen, lassen Sie sich Zeit und essen Sie mit Genuss. Das ist häufig leichter gesagt als getan, aber Ihr Körper braucht eine gewisse Zeit (ca. 15 Minuten), bis Sie ein Sättigungsgefühl spüren. Der Blutzuckerspiegel zeigt an, wann der Energiebedarf gedeckt ist. Das dauert abhängig vom Lebensmittel unterschiedlich lange. Je vollwertiger etwas ist, umso langsamer steigt der Zuckerspiegel an und desto langsamer fällt er später auch wieder ab. Essen Sie zu schnell, steigt die Wahrscheinlichkeit, dass Sie zu viel essen. Tasten Sie sich also bewusst an die Sättigungsgrenze heran und hören Sie konsequent auf, wenn sie erreicht ist. Die Reste können Sie für die nächste Mahlzeit aufheben. Um schneller das Gefühl eines vollen Magens zu erreichen, trinken Sie vor und während der Mahlzeit reichlich Mineralwasser.

4. »Nur Fett macht fett!«

Unser Körper liebt das Fett. Er liebt es so sehr, dass er es nur ungern wieder hergibt. Aber das wissen Sie ja schon. Die gute Nachricht: Es gibt so etwas wie »gute« Fette: die ungesättigten Fettsäuren (Pflanzenöle) und die Omega-3-Fettsäuren aus Tiefseefisch, Lein- und Rapsöl. Wir brauchen sie beispielsweise für die Aufnahme bestimmter Vitamine (E, D, K, A), als Bausubstanz für Zellwände und zur Herstellung zellulärer Botenstoffe (Zytokine). Die schlechte Nachricht: Auch die besten Fette sind nun einmal Fett und machen dick. Denn wir benötigen nur sehr wenig davon, nehmen aber häufig viel zu viel mit der Nahrung auf. Weil Fett in der Natur als Mangelware gilt, ist unser urzeitlich programmierter Körper nach wie vor auf Sammeln und Speichern eingestellt. Der Überschuss aus der Nahrung lagert sich konsequent als Energievorrat auf den Hüften, Schenkeln und gerne auch am Bauch ab und bleibt dann hartnäckig. Da hilft nur Bewegung, Bewegung, Bewegung!

5. »Nur Muskeln können Fett verbrennen.«

Es gibt in unserem Körper nur einen wesentlichen Verbraucher für unsere Fettpolster und das ist die Muskulatur. Sie benötigt nur Energie, wenn sie genutzt wird – am besten gegen einen stärkeren Widerstand wie zum Beispiel die Schwerkraft. Auf der Couch zu sitzen und Kreuzworträtsel lösen, bringt zwar die grauen Zellen in Schwung, in Sachen Fettschmelze tut sich allerdings gar nichts. Denn Ihr Gehirn arbeitet fast ausschließlich mit Blutzucker und leider nicht mit Ihrem Fett.

Das heißt im Klartext: Bewegen Sie sich, so viel Sie können, und strengen Sie sich dabei körperlich an, sonst werden Sie Ihr Fett nicht los. Ganz nach dem Motto: »Jeder Gang macht schlank.« Auch durch das Stillen kann ein erheblicher Teil der Fettpolster schmelzen. Muss aber nicht. Denn Ihr Körper quittiert auch diesen Energiebedarf mit reichlich Appetit.

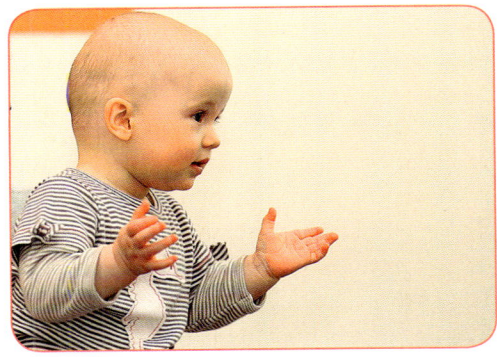

6. »Eiweiß macht satt, stark und glücklich.«

Wer kennt sie nicht, die aufwendig zubereiteten Salate und appetitlich dekorierten Gerichte aus den Hochglanzmagazinen? Aber mal ehrlich, wer hat denn jetzt schon Zeit, Radieschen zu schnitzen oder Soßenornamente zu kreieren? Das Essen muss schnell, unkompliziert und gleichzeitig nahrhaft und lecker sein. Vorerst bestimmt Ihr Baby die Prioritäten und das verzeiht eine schnörkellose Optik, wenn Mama schnell wieder Zeit hat und der Inhalt stimmt.

Schließlich isst es bei den Stillenden unter Ihnen mit. Achten Sie auf eine fettarme Ernährung mit einem hohen Eiweißgehalt. Integrieren Sie sowohl magere Milch- und Sojaprodukte als auch mageres Fleisch und Fisch in Ihre Mahlzeiten und schon ist beides gegeben. Die Argumente für eine eiweißhaltige Ernährung liegen auf der Hand: Sie macht nicht dick, dafür aber satt, stark und glücklich. Glücklich deshalb, weil das Glückshormon Serotonin im Gehirn aus einer Aminosäure des Eiweißes produziert wird. Ein Mangel an Serotonin führt zu Depressionen. Sie können bei einer Diät alle Energieträger (Fett, Kohlenhydrate) reduzieren, nur nicht das Eiweiß. Denn wenn der Körper weniger Energie bekommt, versucht er den Energieverbrauch zu senken und baut dafür wertvolles Eiweiß aus dem Muskelgewebe ab. Die Fettreserven können dann nur noch langsam abgebaut werden und so kommt es nach einer Diät zum frustrierenden Jo-Jo-Effekt.

Steht immer ausreichend Eiweiß zur Verfügung, wird die Muskulatur nicht angegriffen und Sie erhalten sich Ihren erstklassigen Fettverbrenner.

7. »Gemüse hält, was Obst verspricht.«

Wenn es darum geht, Vitamine und Spurenelemente, wie zum Beispiel Mineralien, zu tanken, greifen die meisten zielsicher zu Obst. Doch das ist leider ein Trugschluss. Natürlich enthalten viele Früchte Vitamin C und Bananen auch Magnesium und Kalium, aber die vielfältigen Ressourcen an Vitaminen und Spurenelementen finden Sie hauptsächlich im Gemüse.

Vergessen Sie aber auch nicht, wie hochwertig Milchprodukte, Eier und mageres Fleisch oder Fisch sind. Besonders die Nerven (Lecithin, B-Vitamine), Knochen (Kalzium) und Muskeln (Eiweiß) profitieren davon.

8. »Dinner-Cancelling ein- bis zweimal die Woche hält schlank und jung.«

Wenn Sie mit dem Gedanken spielen, eine Mahlzeit auszulassen, so eignet sich ausschließlich das Abendessen dafür. Professor Huber aus Wien, ein renommierter Frauenarzt und Anti-Aging-Experte, hat vor einigen Jahren das sogenannte Dinner-Cancelling propagiert. Das bedeutet, dass Sie an zwei Tagen in der Woche nach 17:00 Uhr keine Kalorien mehr zu sich nehmen sollten. Es soll sich hervorragend auf den Insulinspiegel auswirken und die Gewichtsbalance erleichtern. Außerdem fördert es in der Nacht die Ausschüttung von Wachstumshormonen. Ein erholsamer Schlaf und verjüngende Regenerationsprozesse sind die Folge – »Wenn's schee macht?!« Es ist sicherlich in der Zeit, in der Ihr kleiner Schlafverweigerer die Nacht zum Tag macht, nicht ganz so einfach umzusetzen, aber auf jeden Fall eine Testrunde wert, wenn wieder etwas Ruhe eingekehrt ist.

9. »Ein leerer Magen ist ein schlechter Einkaufsberater.«

Vielleicht kommt Ihnen folgende Situation bekannt vor: Im Kühlschrank herrscht gähnende Leere, Sie sind hungrig, doch einem leckeren Essen steht vorerst der Einkauf im Weg. Also stapeln Sie in Windeseile den Wagen voller Leckereien: Tiefkühlpizza, Fertigpasta, das Lieblingseis, natürlich noch etwas zum Naschen für den Rest der Familie usw. Der Einkaufszettel wird um mindestens zwei Dutzend Produkte großzügig erweitert und davon ist das meiste fettig, salzig, knusprig, klebrig oder liegt sonstwie schwer im Magen. Wer hungrig durch den Supermarkt tigert, erbeutet in der Regel viel zu viel und viel zu ungesunde Lebensmittel. Wenn es sich also irgendwie einrichten lässt, planen Sie Ihren Einkauf dementsprechend oder achten Sie zumindest das nächste Mal darauf, was genau im Wagen landet. Denn: Was nicht gekauft wurde, kommt auch nicht in den Kühlschrank und ist bei Heißhunger auch nicht so schnell griffbereit. Und schon haben Sie sich wieder einige hundert Kalorien erspart.

10. »Vertrauen ist gut, Kontrolle ist besser.«

Jede Frau hat ihre ganz persönlichen Kontrollmechanismen entwickelt, um ihre Figur zu überprüfen. Einigen reicht ein flüchtiger Blick ins Schaufenster, andere messen regelmäßig ihren Bauchumfang und bei manchen ist der tägliche Gang zur Waage fester Bestandteil der Morgentoilette. Mein zuverlässigstes Kontrollgerät ist meine Lieblingsjeans. Sie hat meine Wunschgröße und passt wirklich ausgezeichnet – was bei einer Jeans ja nicht so häufig vorkommt. Nach meiner ersten Schwangerschaft habe ich nach einer Woche wieder reingepasst und die Welt war in Ordnung. Nach Schwangerschaft Nummer zwei habe ich sie nach einer Woche nicht einmal über meine Oberschenkel bekommen. Aber dank dieser Jeans hatte ich ein Ziel vor Augen und konnte von Zeit zu Zeit (wenn ich besonders mutig war) testen, ob ich schon etwas Fett reduzieren konnte und die Hose wieder passt. Nach einigen frustrierenden Wochen konnte ich mit viel Luftanhalten endlich den Knopf schließen und noch ein paar Wochen später ging schließlich auch der Reißverschluss wieder zu. Inzwischen passt sie wunderbar und zeigt mir auch weiterhin zuverlässig, wenn sich mein Körper verändert. Egal, wie Sie Ihre Figur kontrollieren, wichtig ist, sich realistische Ziele zu setzen und diese regelmäßig (ca. einmal pro Woche) zu überprüfen. Ohne Kontrolle sind schließlich auch keine Erfolge messbar. Und die wollen wir doch feiern. Natürlich nicht mit Essen!

UND TROTZDEM ...

Meine Freundinnen haben mir allerdings gezeigt, dass häufig gar nicht unbedingt fehlendes Wissen schuld an ihrem Figurdilemma ist, sondern die Umsetzung. Obwohl sie sich schon lange, intensiv und umfangreich mit dem Thema Ernährung beschäftigen, essen sie zu viel, zu fett, zu ungesund, zu unregelmäßig. Die einen können den ganzen Leckereien einfach nicht widerstehen, die anderen folgen ihrer guten Erziehung und essen, was auf den Tisch und vor allem auf den Teller kommt. Sie leeren dann auch gern noch die Teller ihrer Kinder – es wäre doch wirklich ein Frevel,

die guten Sachen einfach wegzuschmeißen! Neben der mangelnden Disziplin scheint aber auch der Frust ein häufiger Kalorieneintreiber zu sein.

ICH ESSE, ALSO BIN ICH

Überlegen Sie einmal, was Ihnen »Essen« bedeutet. Geht es nur darum, den Magen zu füllen? Die Nerven zu beruhigen? Sind die Mahlzeiten für Sie die schönsten Momente des Tages? Essen Sie mit Genuss? Können Sie erst aufhören, wenn wirklich alles aufgegessen wurde? Finden Sie heraus, wo Ihre Schwachstellen liegen, dann können Sie vielleicht auch gezielter dagegen ankämpfen. Es wäre doch wirklich schade, wenn so etwas Wunderbares und Natürliches wie Essen zum frustrierenden Dauerthema würde. Das belastet schließlich die ganze Familie.

Es geht allerdings nicht nur um Nahrungsmittel, sondern auch um unseren Umgang mit Genussmitteln. Für alle Naschkatzen habe ich noch einige unpopuläre Tipps in Sachen: »Wie kann ich die Notbremse ziehen, wenn mich mal wieder die Zuckersucht quält?«

Wenn Sie Appetit auf etwas Süßes haben:
- ▶ Trinken Sie zunächst eine große, süße Saftschorle. Die füllt den Bauch und besänftigt die akute Unterzuckerung.
- ▶ Essen Sie süßes Obst: Egal, was die Saison bietet, alles ist erlaubt.

- ▶ Versuchen Sie zunächst getrocknete Früchte zu knabbern. Die sind schön süß und Ihre Zähne haben etwas zu beißen.
- ▶ Kauen Sie Kaugummi. Die gibt es in zahlreichen leckeren Geschmacksrichtungen und das lange Kauen beruhigt. Häufig reicht es tatsächlich schon aus, einfach etwas zum Beißen zu haben.

Wenn das nicht hilft:

- ▶ Greifen Sie lieber zu Gummibärchen, statt Schokolade.
- ▶ Reiswaffeln dünn mit Schokoaufstrich machen satt und Sie hatten etwas Schoki (gibt es auch schon fertig zu kaufen).
- ▶ An dunkler Schokolade haben Sie sich schneller satt gegessen als an heller.
- ▶ Lutschen Sie die Schokolade genussvoll, statt Sie wie Brot zu beißen. Was für unsere normalen Mahlzeiten gilt, hilft auch im Umgang mit Naschwerk.

Wenn alles nicht hilft:

- ▶ Wenn der Appetit auf etwas zum Naschen unüberwindbar scheint, geben Sie nach. Allerdings kontrolliert und dosiert. Wer immer mühevoll verzichtet, wird irgendwann maßlos alles doppelt und dreifach wieder nachholen.
- ▶ Überlegen Sie genau, worauf Sie Appetit haben, und versuchen Sie, nur ein bisschen davon zu essen. Auch hier hilft es schon, von vornherein intelligent einzukaufen und statt der günstigen Familiengroßpackung lieber kleine abgepackte Portionen mit nach Hause zu nehmen. Wenn Sie das fünfte Päckchen geöffnet haben und sich das Knisterpapier stapelt,

hören Sie sicherlich eher auf, als wenn von der 500-Gramm-Packung noch die Hälfte übrig ist.

NASCHFALLE FERNSEHEN

Die gefährlichste Zeit für ungezügeltes Naschen ist für die meisten von uns sicherlich der Feierabend vor dem Fernseher. Die Lieblingsserien laufen, und wir greifen immer wieder gedankenverloren zu den Knabbereien. Vor allem, wenn auch der Partner ständig für Nachschub sorgt. Sind Knabbereien für Ihren Fernsehabend also unverzichtbar, bereiten Sie hierfür einen Gemüse- oder Obstteller vor. Wann immer Sie tagsüber etwas Zeit haben, können Sie z.B. Möhren und Gurken schälen und in handliche Sticks schneiden. Denn mal ehrlich: Eigentlich würden wir doch viel häufiger zu frischen Knabbereien greifen, wenn wir dafür nicht erst Gemüse schnibbeln müssten. Da ist so eine Chipstüte wesentlich schneller aufgerissen.

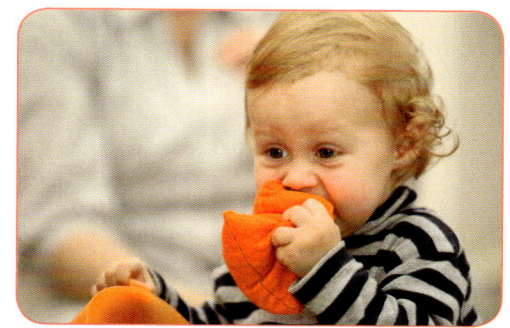

Das sagen Mütter

» Ich hatte ein frustrierendes Erlebnis nach dem zweiten Baby: Die Verkäuferin von Winterjacken schaute mich an und sagte: ›Wollen wir es mal mit Größe 40 probieren? Die Jacken fallen allerdings recht eng aus.‹ «

Lisa, 37, zwei Kinder

» Zwei Tage nach der Geburt meiner Tochter Lea fragte ich im Krankenhaus die Stationsschwester nach einer Waage. Ich wollte endlich wissen, wie viele der 18 zugelegten Kilos ich durch die Geburt schon verloren hatte. Die Schwester lächelte mich an und sagte: ›Tun Sie sich den Gefallen und wiegen Sie sich nicht.‹ Sieben Tage nach der Geburt stellte ich mich dann zu Hause in froher Erwartung endlich auf die Waage ... Waas??? Nur sieben Kilo weniger!!! Meine Tochter wog doch schon knapp drei. Ich konnte es kaum glauben. Dank positiven Stresses verlor ich weiter an Gewicht und passte drei Monate nach der Entbindung wieder in meine alten Jeans. Einen kleinen Rest-Schwangerschaftsbauch habe ich immer noch, aber der stört mich absolut nicht. Meine Prioritäten haben sich geändert. Trotzdem werde ich mit Ende der Stillzeit auch wieder etwas stärker an mich denken und das Rest-Bäuchlein in Angriff nehmen. «

Doreen, 32, ein Kind

» Alle meine Freundinnen sind nach ihren Schwangerschaften wieder dünn, nur ich nicht. Dabei hatte ich nie Probleme mit meiner Figur. Immer haben die anderen gejammert, sie wären gern so schlank wie ich. Und nun bin ich es, die jammert. «

Anna, 33, zwei Kinder

» Ich hatte vor sechs Wochen einen Kaiserschnitt und habe immer noch Schmerzen. Ich gehe jeden Tag spazieren mit meinen beiden Kids, aber mehr ist zurzeit nicht drin. Stattdessen esse ich jeden Abend eine Tafel Schokolade ... Frustfraß! Ich glaube, das mit 90-60-90 wird noch etwas dauern. «

Sandra, 35, zwei Kinder

» In der ersten Schwangerschaft habe ich 25 Kilo zugenommen und es hat ein Jahr gedauert, bis ich mich wieder wohlgefühlt habe. In der zweiten Schwangerschaft war ich davon überzeugt: Das passiert mir nicht noch mal!. Aber ich habe heute, zwei Jahre später, immer noch gute zehn Kilo zu viel. «

Janina, 30, zwei Kinder

» Wenn ich heute in den Spiegel schaue, habe ich eine richtige Mutti-Figur. Ich weiß nicht, was ich davon halten soll?! «

Nicole, 38, zwei Kinder

IT'S BABYTIME

SPIELE UND ANREGUNGEN FÜR DAS ERSTE GEMEINSAME JAHR

Mit jedem Tag lernen Sie Ihr Kind besser kennen und die Abläufe werden einfacher. Schließlich stellt sich langsam so etwas wie Alltag ein.

In dieser Phase fiel mir manchmal die Decke auf den Kopf. Mein Baby war immer länger wach, mein Mann war von früh bis spät im Büro und ich stand nicht selten vor der Frage: Und nun? Was mach ich jetzt mit diesem Wurm?

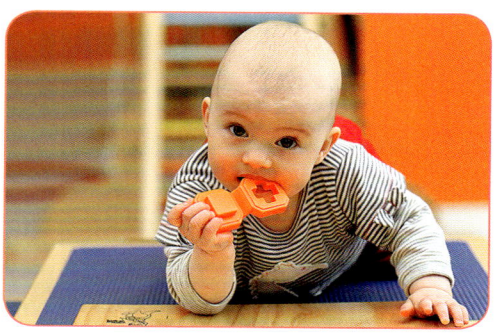

Einige Anregungen für kleine Spiele zwischendurch haben wir Ihnen schon bei einzelnen KnuddelFit-Übungen vorgestellt. Hier finden Sie nun weitere Ideen, was Ihrem Baby ab welchem Monat Spaß machen könnte.

Damit Sie die kleinen Spiele auch gleich in Ihr tägliches Fitnessprogramm einbauen können, finden Sie verschiedene Möglichkeiten, je nachdem, in welcher Position Sie und Ihr Kleines sich gerade befinden.

KOMM, SPIEL MIT MIR!

1. Monat

Baby liegt auf dem Rücken auf der Matte:

Streicheln Sie Ihr Baby von den Haarspitzen bis zu den Zehen und sagen Sie dabei: »So groß ist (Name des Kindes)«. Dadurch lernt es seinen Körper und seine Größe besser kennen und erfährt mehr über den Platz, den es in einem Raum einnimmt.

Baby liegt in Ihrem Schoß:

Ihr Kind liegt auf Ihren leicht angewinkelten Beinen auf dem Rücken und mit dem Kopf zu Ihnen. Unterhaltung verspricht folgender Kinderreim:

»Igels machen Sonntag früh eine Segelbootpartie. Und die Kinder jauchzen froh, denn das Boot das schaukelt so.« (*Schunkeln Sie Ihr Baby auf den Beinen leicht nach links und rechts.*)
»Haltet euch fest, sagt Mutter Igel, denn ihr habt ja keine Flügel. Wenn ihr dann ins Wasser fallt, hui, da ist es nass und kalt.« (*Senken Sie Ihre Beine ab, sodass Ihr Baby nach unten »fällt«. Sie halten es dabei natürlich fest.*)

2. Monat
Baby liegt auf seinem Bauch:
Legen Sie sich Ihrem Baby gegenüber, und lächeln Sie es an. Es wird Sie interessiert anschauen, Ihr Mienenspiel studieren und beginnen, Sie nachzuahmen. Es genießt Ihre volle Aufmerksamkeit, wodurch sich einmal mehr die Mutter-Kind-Bindung festigt.

Baby liegt in Ihrem Arm:
Bewegen Sie Ihr Baby bäuchlings auf- und abwärts, idealerweise zu Musik. Je nachdem, welche Musik Sie dazu spielen, wird Ihr Baby entweder aufgemuntert (schnellere Musik, Pop, Kinderlieder …) oder beruhigt (langsame Musik, langsamer Walzer, Barockmusik …). Dabei werden die Nackenmuskeln gestärkt, die Kopfhaltung verbessert und das Gleichgewichtssystem angeregt.

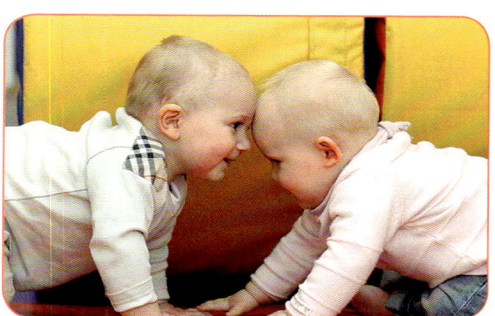

nennen Sie dabei die Punkte, die Sie streicheln. Ihr Baby wird sich entspannt den Berührungen hingeben, spielerisch die Worte und die dazugehörigen Körperteile kennenlernen und sie sich durch die Berührungen gut einprägen.

3. Monat
Baby liegt auf dem Rücken auf der Matte:
Bringen Sie die gestreckten Arme Ihres Babys vor seiner Brust zusammen. Bewegen Sie beide Arme langsam nach rechts. Durch einen Reflex dreht sich nun sein Kopf nach rechts und sein linkes Bein wird angewinkelt. Wiederholen Sie die Übung auf der anderen Seite. So wird Ihr Baby viele Anreize bekommen und bald lernen, sich selbst vom Rücken auf den Bauch umzudrehen.

Baby liegt in Ihrem Schoß:
Ziehen Sie die Konturen des kleinen Gesichtchens mit den Fingern leicht nach. Be-

4. Monat
Baby liegt auf seinem Rücken auf der Matte:
Bewegen Sie die rechte Hand Ihres Babys zu seiner linken Schulter und die linke Hand zur rechten Schulter. Immer schön langsam und abwechselnd. 4- bis 5-mal jede Seite.
Anschließend beugen Sie die Knie Ihres Kindes gleichzeitig. 4- bis 5-mal wiederholen. Ein erstes zaghaftes Überkreuzen der Mittellinie mit den Händen hilft dem Baby später, wenn es lernt, zu kriechen oder krabbeln. Das Beugen der Beine unterstützt die Bewegung aus der Bauchlage in den Vierfüßlerstand.

Baby liegt auf dem Bauch:
Bewegen Sie ein Tuch, Band oder einen
Schal vor dem Gesicht Ihres Babys. Das
trainiert das Scharfstellen der Augen und
hilft dem peripheren Sehen.

5. Monat

Baby liegt in Ihrem Schoß:
Pusten Sie einen imaginären Luftballon
zwischen Ihren Händen vor dem Gesicht
Ihres Babys auf. Dabei zählen Sie bis drei
und pusten nach jeder Zahl den »Ballon«
weiter auf. Ihre Hände lassen den imaginären Luftballon wachsen. Bei drei klatschen
Sie leise in die Hände und lassen so den Ballon »zerplatzen«. Ihre Hände sollten dabei
nicht aus dem kleinen Blickwinkel Ihres Babys verschwinden und Ihr Baby sollte Sie
anschauen. Hierbei wird die Ausrichtung
der Augen geübt und das Blickfeld allmäh-
lich erweitert.

Baby liegt auf seinem Bauch:
Umfassen Sie die Oberschenkel Ihres Babys
und heben diese langsam an, sodass sein
Becken auf dem Boden bleibt. Halten Sie
diese Position für 5 Sekunden (3- bis 4-mal
wiederholen). Hiermit stärken Sie den unteren Rücken: Er gibt Ihrem Kind später den
nötigen Halt, wenn es lernt, zu sitzen und
zu krabbeln.

6. Monat

Baby liegt in Mamas Schoß:
»Bitte – Danke« kann man nicht früh genug
üben: Reichen Sie Ihrem Baby einen Ge-

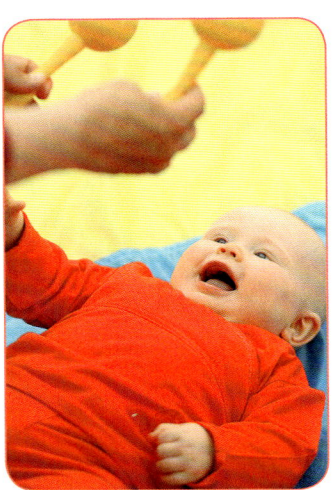

genstand »BITTE« und nehmen Sie den
Gegenstand wieder zurück »DANKE!«

Baby befindet sich auf Ihrem Arm:
Tragen Sie Ihr Baby durch den Raum und
zeigen Sie ihm Dinge. Verweilen Sie an Or-
ten, an denen es besonderes Interesse signalisiert. Ihr Baby lernt so seine Umgebung
kennen. Worte und Begriffe zu bestimmten
Dingen werden »erlernt«. Außerdem erfährt
es einiges über Geschwindigkeit und Bewegung im Raum, was ihm hilft, sich später
gut und sicher fortzubewegen.

7. Monat

**Baby liegt auf dem Rücken oder sitzt
auf der Matte:**
Wenn Ihr Baby sitzen kann, dürfen Sie mit
ihm »rudern«. Setzen Sie sich Ihrem Baby

gegenüber, und fassen Sie seine Hände. Jetzt rudern Sie vorsichtig vor und zurück. Dies kräftigt die Schulter- sowie Armmuskulatur und ist gut für das Körpergefühl. Sitzt es noch nicht, legen Sie Ihr Baby stattdessen auf den Rücken und lassen es Ihre Zeigefinger greifen. Dann ziehen Sie es langsam hoch in eine Sitzposition und legen es wieder zurück auf die Matte (3-4 Wiederholungen).

Baby befindet sich auf Ihrem Arm:
Umfassen Sie den Oberkörper Ihres Babys mit beiden Händen und schwingen Sie es durch Ihre Beine vor und zurück. Gehen Sie dabei leicht in die Hocke und lassen Sie Ihren Rücken gerade. Beim Nach-oben-Schwingen bleibt sein Kopf oben, beim Schwingen durch die Beine ist Ihr Baby fast waagerecht. Das ist eine gute Stimulation für das Gleichgewichtssystem.

8. Monat
Baby liegt auf dem Rücken auf der Matte:
Führen Sie die Hand und den gegenüberliegenden Fuß Ihres Babys zusammen (je Seite 4- bis 5-mal wiederholen). Bei dieser Übung simulieren Sie die Bewegung des Kriechens und Krabbelns.

Baby liegt in Ihrem Schoß:
Spielen Sie für Ihr Baby mit Fingerpuppen. Haben Sie keine zur Hand, malen Sie sich z.B. Gesichter auf die Fingerkuppen. Ihr Baby wird sich freuen und Ihnen Ihre Aufmerksamkeit mit viel Lächeln danken.

9. Monat
Baby liegt auf seinem Bauch:
Tiere nachahmen: Krabbeln Sie zum Beispiel mit Ihrem Kind wie ein Hund und bellen Sie dazu, brüllen Sie wie ein Löwe usw. Dabei werden die Lunge und das Herz Ihres Babys stimuliert und Organismus und Gehirn mit viel Sauerstoff versorgt.

Baby liegt in Ihrem Schoß:
Machen Sie Fingerspiele oder Abzählreime mit Ihrem Baby. Zum Beispiel:
»Das ist der Daumen, der schüttelt die Pflaumen.« (*Zeigefinger*)
»Der hebt sie alle auf.« (*Mittelfinger*)
»Der bringt sie nach Haus.« (*Ringfinger*)
»Und der Kleine isst sie alle auf.« (*Zärtlich am kleinen Finger knabbern.)*

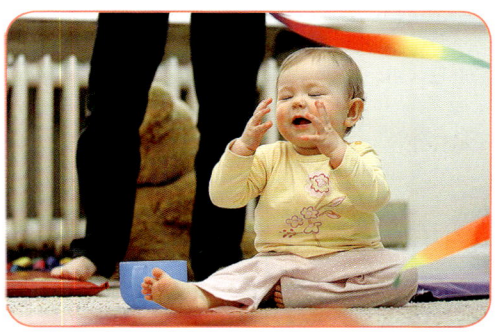

10. Monat
Baby liegt auf seinem Bauch/sitzt auf der Matte:
Geben Sie Ihrem Kind eine Trommel und einen Schlegel. Dies kann eine Dose/ein Topf und ein Kochlöffel sein. Lassen Sie Ihr Kind damit experimentieren.

Baby befindet sich auf dem Arm:

Legen Sie Ihr Baby bäuchlings auf Ihre beiden ausgestreckten Arme. Bewegen Sie sich nun durch den Raum. Hoch, runter, nach links, nach rechts, im Kreis … Das macht nicht nur wahnsinnig viel Spaß, sondern Ihr Baby lernt ganz nebenbei den dreidimensionalen Raum besser kennen.

11. Monat

Baby liegt auf dem Rücken auf der Matte:

»Da kommt der Bär.« (*Mit den Fingern auf den Beinen Ihres Babys hochkrabbeln.*)
»Wo kommt der her?« (*Wieder runterkrabbeln.*)
»Wo will er rein?« (*Wieder hochkrabbeln.*)
»In (Name Ihres Babys) Haus!« (*Ihr Baby kräftig durchkitzeln.*)

Baby liegt auf dem Bauch:

»Brot schneiden, Brot schneiden.« (*Dabei mit den Handkanten über Babys Rücken streifen.*)
»Brot schmieren, Brot schmieren.« (*Dabei mit den Handflächen über den Rücken Ihres Babys streichen.*)
»Schinken klopfen, Schinken klopfen.« (*Dabei mit den Handflächen ganz leichte Klapse auf den Po geben.*)
»Reinbeißen, reinbeißen.« (*Sanft mit den Händen in die Seiten Ihres Babys zwacken.*)

12. Monat

Baby sitzt auf der Matte:

Bewegen Sie Babys Hand zum gegenüberliegenden Fuß (5-mal, dann Seitenwechsel).

Danach heben Sie beide Hände Ihres Babys über den Kopf und sagen dabei »groß«. Dann führen Sie die Hände hinunter an seine Füße und sagen dazu »klein«. Und wieder »groß« und wieder »klein«. Lassen Sie dazwischen kurze Pausen, damit Ihr Baby die Bewegung spüren und »verstehen« kann. Diese Übung simuliert die Bewegungen des Krabbelns und Aufstehens. So helfen Sie Ihrem Kind bei den nächsten Entwicklungsstufen, in denen es sich an allen möglichen Gegenständen in den Stand hochziehen wird.

Baby liegt/sitzt in Ihrem Schoß:

Alle Kinder lieben Reiterspiele. Hier eines der bekanntesten:
»Hoppe, hoppe, Reiter, wenn er fällt, dann schreit er.« (*Baby wippt auf und ab.*)
»Fällt er in den Graben, fressen ihn die Raben.« (*Baby wippt auf und ab.*)
»Fällt er in die Hecken, fressen ihn die Schnecken.« (*Baby wippt auf und ab.*)
»Fällt er in das nasse Gras, macht er sich die Hosen nass.« (*Baby wippt auf und ab.*)
»Fällt er in den grünen Klee, tun ihm die Füße weh.« (*Baby wippt auf und ab.*)
»Fällt er in den Sumpf, macht der Reiter plumps.« (*Baby wippt auf und ab, bei dem Wort »plumps« lassen Sie es vorsichtig durch Ihre geöffneten Beine rutschen oder nach hinten »umfallen«.*)
Fangen Sie nur mit ein oder zwei Strophen an, bis Ihr Baby das Spielchen kennt. Dann nehmen Sie nach und nach eine weitere hinzu, um den Spannungsbogen vor dem »Plumps« aufzubauen.

MAKING OF

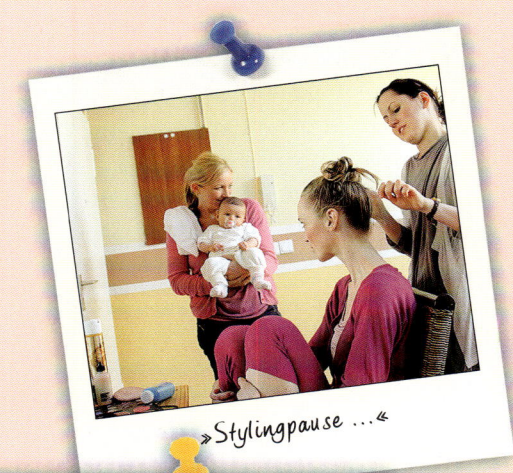

»Stylingpause ...«

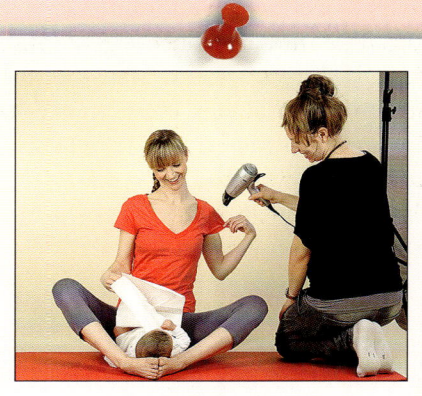

»SABBERALARM!«

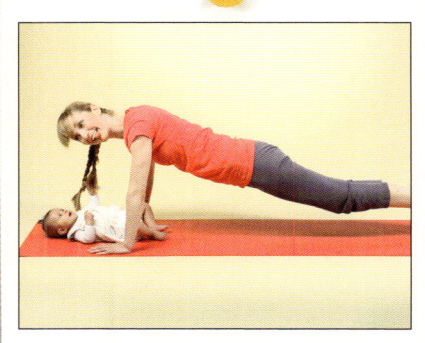

»AUTSCH: Ayana greift beherzt zu.«

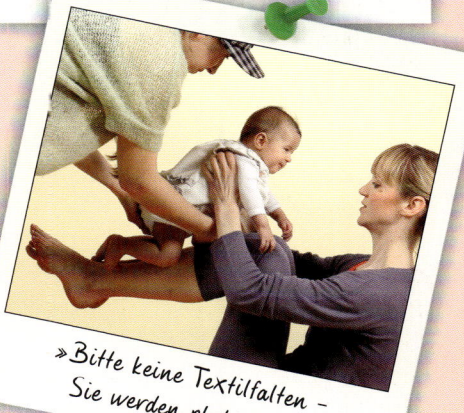

»Bitte keine Textilfalten –
Sie werden platziert!«

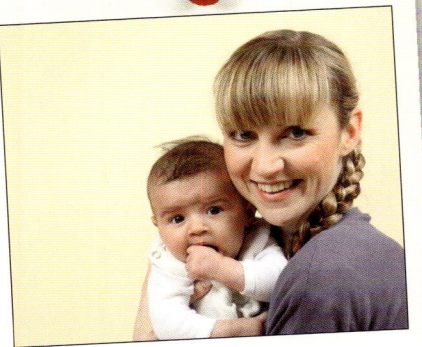

Die beiden »Hauptdarstellerinnen«

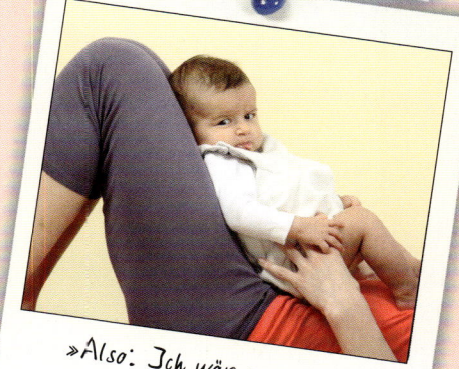

»Also: Ich wär so weit ...«

DANK

*Für die freundliche Unterstützung der Fotoproduktion
geht ein Dank an:*
Yogistar (Matten)
Flip Flop (Kleidung)
Lazy Abel (Kleidung Baby)
Die Wickelkinder GmbH, welche die Manduca®-
Babytrage zur Verfügung stellte.

HINWEIS

Die Ratschläge und Übungen in diesem Buch sind von
den Autoren sorgfältig geprüft worden und haben sich in
der Praxis bewährt. Sie ersetzen jedoch keine ärztliche
Abklärung. Im Zweifelsfall, bei Schmerzen, Vorerkran-
kungen oder bestehender Erkrankung sollte ein Arzt auf-
gesucht werden. Die Umsetzung der Übungen und Ratschläge geschieht in eigener Verantwortung der Leserin.
Eine Haftung vonseiten der Autoren oder des Verlags
wird hiermit ausdrücklich ausgeschlossen.

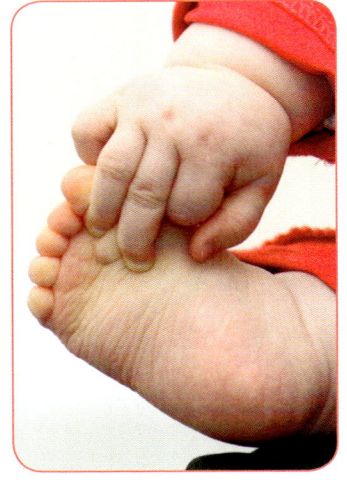

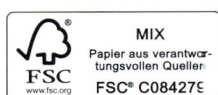

MIX
Papier aus verantwor-
tungsvollen Quellen
FSC® C084279

Verlagsgruppe Random House FSC-DEU-0100
Das für dieses Buch verwendete FSC®-zertifizierte Papier
Core Silk liefert Condat, Frankreich.

Umschlag: fuchs_design, München
Umschlagmotive: Thiemo Napierski, Berlin; U4 links:
Shutterstock, Mika Heittola
Illustrationen: istockphoto, MightyIsland
Druck und Bindung: Polygraf Print, Presov
Printed in Slovak Republic
ISBN: 978-3-466-34559-5

www.koesel.de

Ein guter Start ins Leben

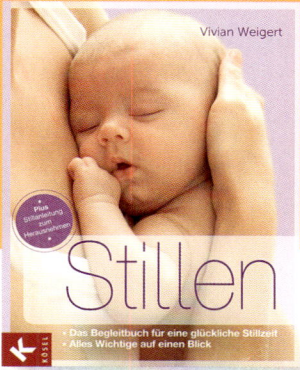

Vivian Weigert
STILLEN
978-3-466-34558-8

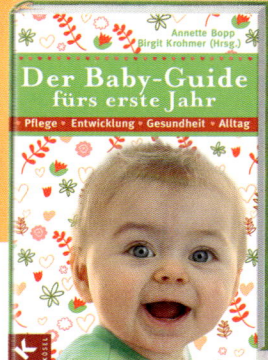

Annette Bopp, Birgit Krohmer (Hrsg.)
DER BABY-GUIDE FÜRS ERSTE JAHR
978-3-466-34533-5

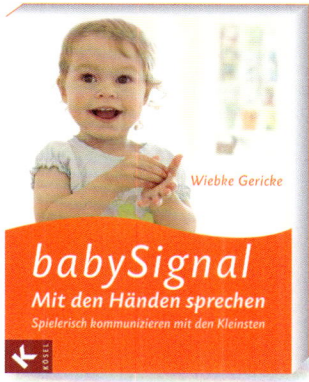

Wiebke Gericke
BABYSIGNAL
978-3-466-34532-8

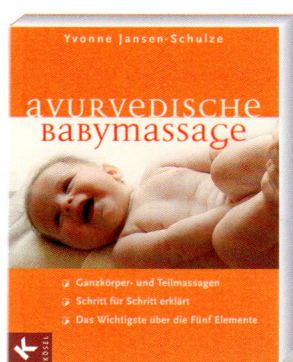

Yvonne Jansen-Schulze
AYURVEDISCHE BABY-
MASSAGE
978-3-466-34514-4

054

www.koesel.de Sachbücher & Ratgeber